Les effets
et les états
de la matière
de
L'EAU D'ÉVIAN

par le D^r. F. CHIAÏS.

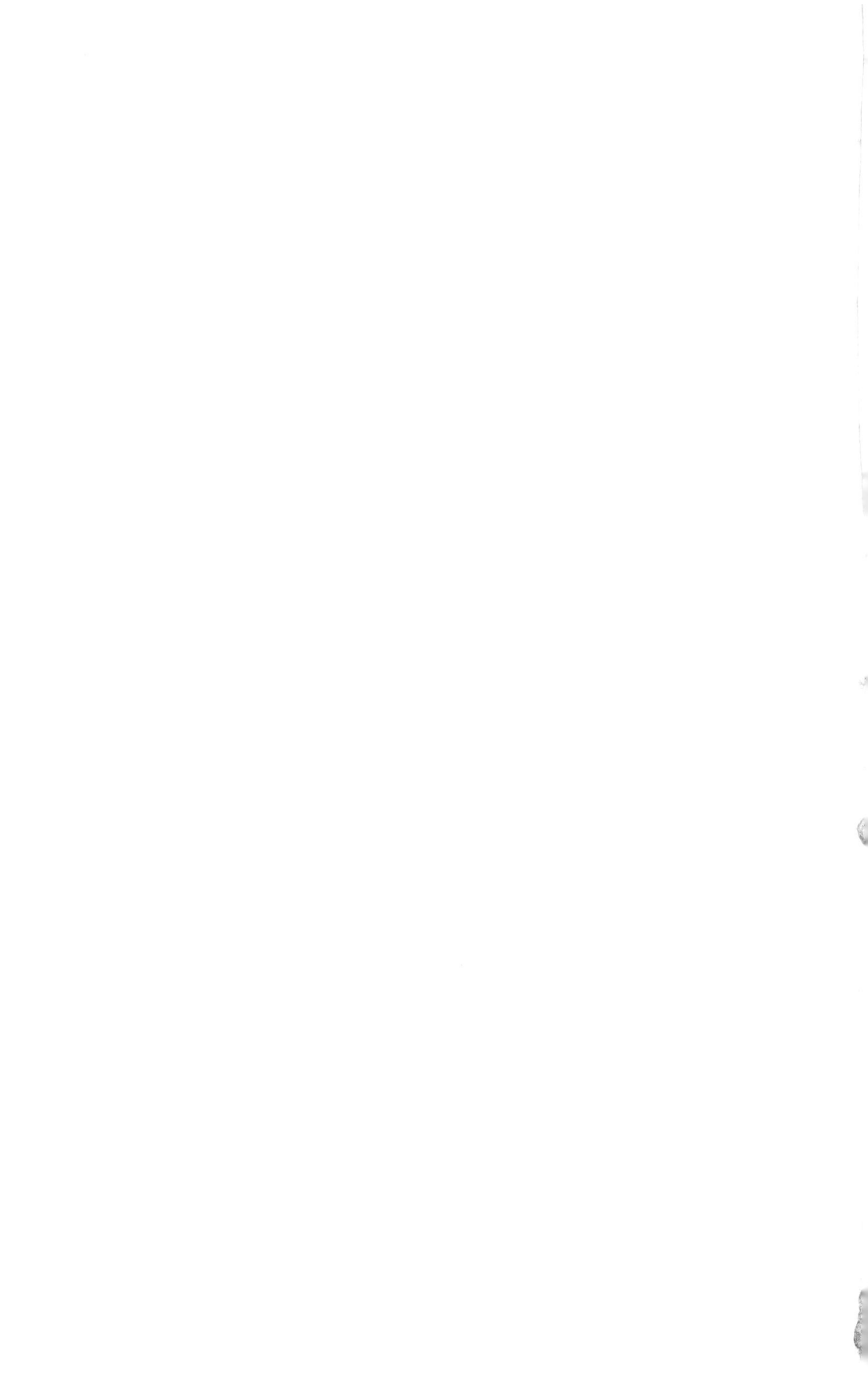

LES EFFETS

ET

LES ÉTATS DE LA MATIÈRE

DE

L'Eau d'Évian-les-Bains

Source Cachat

PAR

Le Dʳ F. CHIAÏS

Médecin consultant à Évian-les-Bains (Haute-Savoie)
Lauréat de la Faculté de Médecine de Montpellier
Ancien interne des Hôpitaux de Montpellier
Médaille de Bronze 1889, Médaille d'Argent 1890
Rappels de Médaille d'Argent 1891, 1892, 1896, 1897, 1898, 1899
Médaille de Vermeil 1904
Membre correspondant de la Société Royale de Médecine publique
et de Topographie médicale de Belgique, etc.

*La vie ne peut rien faire sans
les conditions physico-chimiques.*
CLAUDE BERNARD

PARIS

LIBRAIRIE J.-B. BAILLIÈRE & FILS

19, Rue Hautefeuille

—

1905

AVANT-PROPOS

La médication par l'Eau d'Évian, issue de l'empirisme, passe définitivement dans le domaine de la science expérimentale. Son déterminisme est établi.

Nous savons à quelles conditions elle agit; comment elle agit; et pourquoi elle agit.

La solution scientifique a été trouvée grâce aux progrès des sciences physiques, chimiques et physiologiques.

Nos recherches sur les effets et les états de la matière de l'Eau d'Évian, Source Cachat. confirment ces paroles de W. Crookes : « Aucune nouvelle découverte ne se fait sans que son influence ne se ramifie dans toutes les directions et n'explique bien des choses qui avaient jusqu'alors paru des mystifications. »

Pour réaliser les effets curatifs du traitement avec l'Eau d'Évian il faut le concours de l'organisme. On obtient ce concours en réalisant le déterminisme physiologique qui est spécial à ce traitement. La vieille théorie du lavage ne s'est jamais préoccupée de ce déterminisme ; aussi elle ne prévoit rien, elle n'explique rien : « or les théories ne sont utiles qu'autant qu'elles admettent l'harmonieuse corrélation des faits dans un système raisonnable, dit W. Crookes. Dès qu'un fait refuse à se laisser déloger de son recoin et ne souffre pas d'explication pour des raisons théoriques, la théorie perd ses droits, ou doit être révisée pour admettre le fait nouveau. »

La théorie de l'action électrique de la matière minérale ionisée de l'Eau d'Évian sur le protoplasma et les sucs qui le baignent, et de la réaction consécutive des fonctions de nutrition des cellules ne laisse aucun fait inexpliqué ; elle précise les détails des méthodes thérapeutiques ; elle est féconde au point de vue pratique. Elle ne s'appuie point sur une

croyance : elle se fonde sur l'expérimentation.
« Si quelqu'un croit savoir quelque chose, dit
St. Paul, il n'a pas encore connu comme il
faut connaître. »

Avec la théorie du lavage on croit savoir ;
avec la théorie physico-chimique et physiologique on démontre ; on connaît comme il faut
connaître.

PREMIÈRE PARTIE

Les actions cellulaires et les actions organiques

réalisées par l'Eau d'Évian

Source Cachat

DONNÉES PHYSIOLOGIQUES

N'oubliez jamais les conditions
déterminées *et* l'effet déterminé
HELMHOLTZ.

Du Bois-Reymond dans un discours sur l'histoire de la science qu'il prononçait, en 1874, à l'Académie des sciences de Berlin, dit: « Le meilleur moyen d'exposer avec « clarté et rigueur une recherche expérimentale est de ra- « conter ce que l'on cherchait et ce que l'on a trouvé ; ce à « quoi on s'attendait, en quoi l'événement a justifié ou « trompé cette attente, les fautes que l'on a commises jus- « qu'à ce que la vérité apparut aux regards comme d'elle- « même. »

Pour faire connaître nos découvertes sur les actions cellulaires et sur les actions organiques exercées par le traitement méthodique avec l'Eau d'Evian, et les états de la matière de l'Eau de la Source Cachat, nous adopterons le mode d'exposition que conseillait, en 1874, l'illustre phy- siologiste de Berlin, car nos recherches ont été essentielle- ment expérimentales. C'est en progressant lentement et en

nous laissant guider par les faits que nous sommes arrivé
à constater que le traitement avec l'Eau d'Evian exerçait
des actions et sur les éléments anatomiques et sur les organes ; et que cette action était liée à un déterminisme expérimental de nature physico-chimique qu'il faut toujours
réaliser pour avoir des résultats toujours identiques. Nous
ne cherchions pas les faits : ils se sont imposés à nous. Ils
s'imposeront à nos confrères, qui ne nous jugeant pas au
nom de théories, voudront bien contrôler nos recherches.
Ils ne rencontreront pas de simples curiosités physiologiques.
Ils seront en face d'un traitement rénovateur des fonctions
élémentaires et des fonctions organiques. Nulle médication
n'a atteint la précision qui caractérise le traitement avec
l'Eau d'Evian. Nous ne procédons pas par affirmations.
Toutes nos données sont d'ordre matériel et mathéma-
tique.

1° *Que cherchions-nous et qu'avons-nous trouvé lorsque
nous avons procédé à nos recherches expérimentales sur
l'action de l'Eau d'Evian ?*

Les eaux de cette station sont classées par les meilleurs
thérapeutistes parmi les eaux indifférentes. L'enseignement
classique m'avait appris que l'on n'obtenait avec l'Eau d'Evian
administrée à l'intérieur que des résultats négatifs, et que
les guérisons, que l'on voyait cependant se réaliser à Evian
depuis près d'un siècle, étaient dues à l'hydrothérapie froide,
l'eau étant à 10°, 8 et aux excellentes conditions climatériques
de la région.

Sur quoi cet enseignement est-il basé? Sur l'étude que
l'on faisait, d'une manière purement théorique, de la
minéralisation de l'Eau d'Evian, que l'on considère comme

indéterminée, pour ne pas dire comme négative. La conviction des auteurs classiques est d'autant plus absolue qu'ils n'ont jamais expérimenté l'eau qu'ils jugent.

Mais une conviction n'est pas une démonstration. Quand on dit en science expérimentale : *je pense*, *je crois*, *il est évident*, c'est au nom d'une hypothèse non encore démontrée que l'on parle: la réalité est qu'on ne sait pas. Il n'y a que l'expérimentation qui puisse faire passer le fait supposé, du domaine de l'hypothèse dans le domaine de la réalité. C'est ce qu'il aurait fallu faire pour l'Eau d'Evian. Les auteurs classiques ne l'ayant pas fait, je voulus le tenter pour asseoir ma conviction sur des données expérimentales : mais, je l'avoue, avec l'idée préconçue que je n'arriverais qu'à des résultats négatifs. Je me choisis comme sujet de l'expérience ; èt je laissai parler les faits. Une conviction négative me mettait en excellent état d'esprit pour n'avoir point à forcer les résultats expérimentaux en vue d'une démonstration théorique. J'ai exclu les moyennes. Je m'en suis tenu à l'étude de chaque cas particulier, convaincu par l'enseignement de Claude Bernard qu'il n'y a pas en physiologie des faits positifs et des faits négatifs, mais qu'il existe seulement des cas dont le déterminisme expérimental est distinct. Au début de mes recherches j'ignorais quelles étaient les conditions de déterminisme expérimental requises pour obtenir avec l'Eau d'Evian des résultats toujours identiques. Il a fallu des mois d'expérimentation pour établir ce déterminisme. En 1887 j'allais au hasard : et le hasard eut au début, une grande part dans la découverte des phénomènes physiologiques qui sont les conditions nécessaires à réaliser, pour que le traitement avec l'Eau d'Evian donne ses résultats thérapeutiques.

A cette époque ma santé était dans des conditions spé_ciales, non encore étudiées en médecine, au point de vue du fonctionnement physico-chimique des éléments anatomiques et des organes digestifs. Les traités et les mémoires de Physiologie ne contenaient des données positives ni sur le type normal, ni sur les types anormaux des échanges physico-chimiques des êtres vivants. Savoir comment l'eau des boissons circule dans le corps d'un adulte m'eut été d'un grand secours pour la solution du problème que je voulais résoudre. Rien n'était encore établi sur ce point en physiologie. Toutes ces inconnues ne se présentèrent que successivement à mon esprit. Elles ne m'auraient d'ailleurs pas arrêté dans mes recherches, car j'étais convaincu par le silence des auteurs que rien n'était plus régulier et plus méthodique que le passage, à travers l'organisme, de l'eau de boissons. C'est l'expérimentation qui m'a mis en face de types variés ; c'est l'expérimentation qui m'a démontré qu'il y avait un type physiologique ; c'est l'expérimentation aussi qui m'a permis d'établir qu'il existait de nombreux types anormaux de circulations intra-cellulaires, et que partie de ces types pouvaient être ramenés au normal tantôt par le régime, tantôt par la climatothérapie, tantôt par les eaux minérales.

Les conseils des praticiens d'Évian sur les conditions du traitement étaient les suivants :

Boire à jeun par verrées de 200 à 220 centimètres cubes ;

Commencer par deux à trois verres espacés de 20 à 25 minutes ; se promener entre chaque prise d'eau ;

Dès le quatrième jour de traitement arriver à six ou huit verres ;

Continuer dans les mêmes conditions jusqu'au 15e ou 16e jour du traitement ;

Revenir ensuite progressivement à deux verres.

Aucune indication n'était donnée sur ce que devait être l'élimination de cette eau. On supposait que rien n'est plus aisé et plus régulier : 1° que l'absorption de l'Eau d'Evian par les voies digestives ; 2° que sa circulation dans l'organisme ; 3° que son élimination par les reins.

Dès les premiers jours du traitement les difficultés commencèrent pour moi. L'eau que je buvais à jeun s'immobilisait dans l'estomac. J'étais atteint d'atonie gastrique, avec dilatation par parèsie nervo-musculaire, conséquence de surmenage physique, intellectuel et moral. J'espérais pouvoir vaincre cette parèsie par la masse, en forçant pour ainsi dire le pylore. Dès le quatrième jour je pris méthodiquement, à jeun, six verres d'Eau de la source Cachat. A midi mon estomac contenait encore la plus grande quantité de cette masse d'eau. Je fus atteint de léger embarras gastrique ; la diurèse était loin d'être proportionnelle à la quantité d'eau ingérée. Ma dyspepsie se compliquait de gros foie : du gros foie que M. le Pr. Bouchard a décrit chez les dyspeptiques, les obèses, les diabétiques ; le fait fut constaté par mes deux regrettés confrères et amis les Drs H. Bennet et Rocques. J'associai aux prises d'eau les douches générales, et le massage stomacal sous la douche, que conseillait à Evian le Dr Taberlet. Le résultat était toujours négatif, l'eau n'était ni absorbée ni éliminée comme elle l'est quand on est en état de santé parfaite.

La tradition clinique d'Évian recommandait comme complément de cure les grands bains chauds avec prises d'eau dans le bain ; j'essayai du procédé. Pendant la durée du bain, voulant contrôler par la manœuvre du clapotage le fonctionnement de mon estomac, je m'aperçus que ce léger massage faisait contracter mon estomac et que son contenu se vidait alors très rapidement dans le duodénum. Un verre d'Eau Cachat de 220cc ne séjournait pas plus de cinq minutes dans l'estomac. L'absorption de l'eau devint alors très-rapide ; elle circula avec une très-grande rapidité dans l'organisme. Bien souvent moins d'une heure après la dernière prise d'eau, la totalité de l'eau était éliminée par la sécrétion urinaire. Cette élimination était totale même quand j'avais pris huit verres d'eau, à l'intervalle l'un de l'autre de dix minutes.

Après de multiples tâtonnements j'étais ainsi arrivé à établir : *comment, pour mon état de santé, tout relatif, l'Eau d'Évian prise à jeun, était absorbée ; comment elle circulait dans mon organisme ;* et *comment elle s'éliminait par les reins*.

La question que je me posai alors fut la suivante : Les phénomènes physiologiques que je viens de relever, sont-ils purement physiques ou ont-ils un ou plusieurs effets chimiques ?

La réponse pouvait être donnée par l'analyse des urines. Je procédai à cette analyse presque jour par jour, quelquefois miction par miction. A l'analyse chimique j'associai l'analyse microscopique, et je constatai :

1º que la somme totale des solides urinaires augmentait chez moi dans d'énormes proportions : de 52 gr. je montais à 100 gr. C'était le premier traitement que je faisais à Évian. J'insiste sur ce point, car un second traitement ramena l'an d'après les solides urinaires des 24 heures aux proportions normales ;

2º que les premiers jours du traitement l'urée et les solides urinaires n'étaient pas dans leur rapport physiologique ; mais la continuité du traitement ramenait le rapport au taux physiologique ;

3º que l'acide phosphorique subissait des oscillations tantôt en plus, tantôt en moins pour revenir enfin aux taux et au rapport physiologiques ;

4° que les chlorures urinaires augmentaient quelquefois du double dans les 24 heures; pour revenir ensuite aux quantités physiologiques, et se maintenir à ce taux après le traitement;

5° que l'acide urique et les corps voisins diminuaient pendant le traitement puis revenaient aux quantités physiologiques après le traitement;

6° que l'indican diminuait pendant le traitement avec l'Eau d'Evian;

7° que la circulation de l'eau des boissons dans l'organisme qui était irrégulière avant le traitement revenait au normal. J'arrivai à éliminer dans les 24 heures par la sécrétion urinaire plus de liquide qu'il n'en avait été pris en boisson. Les deux tiers au moins étaient éliminés dans les 12 heures de jour et un tiers dans les 12 heures de nuit ; j'obtenais après le repas de midi l'urine de boisson, quelle que fut la boisson prise au repas. Ces effets étaient obtenus quand je ne buvais qu'aux repas, ainsi que cela doit être dans le régime physiologique ; et quand la somme totale des liquides pris en boisson dans les 24 heures n'était pas supérieure à 1250^{cc} et n'était pas inférieure à 1000^{cc}. Les écarts en plus et en moins sont tous les deux perturbateurs des fonctions physiologiques des éléments cellulaires ; de tous les éléments cellulaires.

8° L'acidité urinaire subissait des oscillations irrégulières, qui étaient la conséquence de la perversion nutritive dont j'étais atteint. Elles ne se constatent pas au même degré quand la nutrition est normale.

L'analyse microscopique des dépôts urinaires me fit voir, les jours où je prenais à jeun huit verres d'Eau d'Evian, des cellules glandulaires des reins. Le fonctionnement provoqué était trop intense. C'est une indication dont je tins compte immédiatement en diminuant la quantité absolue et en espaçant les doses. Le rein revint au fonctionnement physiologique.

Tous ces résultats m'éloignaient de plus en plus de la conviction théorique, que j'avais acquise dans les livres classiques, sur l'indifférence de l'Eau d'Evian. Je me trouvais en présence d'une médication puissante qui régularisait les fonctions physiologiques des éléments cellulaires. C'était même la première fois qu'il était donné de trouver expérimentalement démontrée la possibilité de diagnostiquer avec précision les troubles physico-chimiques des éléments anatomiques ; et la possibilité de ramener par un déterminisme expérimental précis, au type normal, un certain nombre de troubles physico-chimiques des éléments cellulaires.

La question allait en s'élargissant avec l'accumulation des résultats positifs, physico-chimiques et physiologiques.

La meilleure réduction des albuminoïdes, que nous laissait voir la régularisation du rapport de l'urée à l'ensemble des matériaux urinaires solides, nous démontrant que la fonction anaérobie des cellules revenait au normal, la question suivante se posa naturellement à nous : que devient pendant le traitement avec l'Eau d'Evian la fonction aérobie des cellules ? Comment en d'autres termes se consomme l'oxygène de l'oxyhémoglobine, l'oxygène du sang ?

Les études du D#r Henocque sur l'hématospectroscopie avec l'hématospectroscope à vision directe nous armaient pour répondre à cette question. En faisant application de son enseignement nous pûmes constater que la réduction de l'oxyhémoglobine se faisait pendant le passage de l'Eau d'Évian à travers l'organisme deux fois plus vite que dans les conditions normales, et que cette suractivité des tissus, que traduisait la disparition rapide de l'oxyhémoglobine, se continuait encore après que l'élimination de l'eau avait été complète.

A la suite des modifications de la vie cellulaire, que nous venons de synthétiser, les fonctions des organes que deviennent-elles ?

J'ai déjà dit plus haut ce qui se passait du côté de l'estomac, si pendant les prises d'eau j'accompagnais chaque prise d'un léger massage ; il se contractait et se vidait complètement dans le duodénum en moins de cinq minutes. Ce retrait de l'estomac ne se maintenait pas parce que les fibres musculaires étaient affaiblis, surtout par diminution de l'incitation nerveuse. Quand je fus remis complètement de mes fatigues nerveuses ; ce à quoi contribua le relèvement de mes échanges nutritifs et leur régularisation au point de vue physico-chimique ; l'estomac reprit toute son activité et je constatai la disparition de tous les signes de la dilatation de l'estomac et, par conséquent, de toute trace de clapotage. Les digestions se régularisèrent au point de vue physico-chimique.

Pendant le traitement je constatai comme effet direct et immédiat de la rapide absorption de l'Eau Cachat prise à jeun, de sa rapide circulation dans l'organisme et de sa rapide élimination par les voies urinaires, la disparition de tous les signes du gros foie dyspeptique dont l'existence chez moi avait été établie par le Dr H. Bennet et par le Dr Rocques. Avant l'effet de l'eau, le côté droit du thorax, mensuré par le Dr Bennet, présentait deux centimètres de plus que le côté gauche : après l'effet immédiat de l'eau la mensuration donnait du côté droit deux centimètres de moins que du côté gauche. Le côté gauche restait encore relevé à la base du thorax par la distension gazeuse de l'estomac. C'est ce qui explique cette différence. Le regretté Pr. Ball de Paris, à ce moment en séjour à Evian eut l'amabilité de m'examiner. La matité hépatique, une heure après le bain et au moment où l'élimination de l'eau arrivait à la fin de son cycle, était tellement réduite qu'il me dit ces propres paroles : Votre foie est diminué de volume à tel point que si vous aviez la fièvre je vous croirais atteint d'atrophie aiguë du foie.

Je voulus mesurer, au début du traitement, le pouvoir d'absorption du gros intestin. Je pris dans mon lit 1100cc d'Eau Cachat par petits lavements de 150 gr. environ, espacés l'un de l'autre de 10 à 15 minutes. L'eau arriva jusqu'au cœcum. Après deux heures la plus grande quantité de l'eau était encore dans le gros intestin. Elle ne fut point absorbée et je l'éliminai en deux selles liquides. La densité de l'urine avait été à peine modifiée. Cette première expérience sur l'absorption intestinale était faite au moment où mon système nerveux viscéral était le plus profondément déprimé ; l'estomac était en état de parésie avec dilatation permettant de constater le clapotage à trois travers de doigts au-dessous de l'ombilic, et à quatre travers de doigts à gauche de la ligne oblique qui du mamelon gauche s'étend à l'ombilic.

Je renouvelai une expérience analogue un an plus tard alors que mon état de santé s'était notablement amélioré. Je pris en lavement, dans un bain, cinq cents centimètres cubes d'eau en quatre prises. Une demi heure après la dernière prise j'éliminai 500 centimètres cubes d'une urine pâle à densité de 1003 ; l'urine rendue avant le début de l'expérience avait présenté une densité de 1022.

Cette expérience était une démonstration que le fonctionnement du système nerveux viscéral était au normal. Du reste mes digestions s'étaient régularisées ; l'atonie de l'estomac avait disparu ; le gros intestin était revenu à l'état physiologique comme motricité.

Les reins pendant le traitement subissaient au moment du passage de l'eau une suractivité qui se traduisait dans l'après-midi par de la fatigue fonctionnelle. Pendant le traitement je n'avais plus l'urine des boissons du repas de midi, qui est constante quand les reins ne sont soumis dans la matinée à aucune perturbation fonctionnelle, et quand l'état de santé est physiologique. La première miction après le repas, au lieu de se produire vers les deux heures, avec une urine à densité de 1010 à 1012, ne se réalisait que vers les quatre heures avec une urine à densité de 1022 à 1024.

Du côté de l'appareil circulatoire je ne constatai sur moi aucune modification. J'étais dans l'état physiologique. Mais moins d'un an plus tard j'eus à surveiller le traitement par l'Eau d'Evian de malades atteints d'artério-sclérose et de malades en état de presclérose avec hypertension, retentissement métallique des valvules aortiques, oppression à la marche et oppression d'effort. J'eus tout d'abord des difficultés à surmonter pour obtenir le déterminisme expérimental, de rapide absorption de l'Eau d'Evian par les voies digestives, de rapide circulation dans l'organisme, et de rapide élimination par les reins. Mais ces effets réalisés je ne fus pas peu surpris de voir: l'oppression d'effort disparaître ; le retour au normal de la tension artérielle se manifester rapidement ; de relever un nombre moindre de pulsations cardiaques à la minute ; et une diminution dans le retentissement des valvules aortiques. Cette modification dans les phénomènes objectifs de la sclérose et de la presclérose artérielle s'accompagnait pour le malade de la disparition de tous les symptômes subjectifs de sa maladie. Les engorgements veineux abdominaux disparaissaient aussi à la suite de la reprise par le foie de ses fonctions normales.

Cette modification des oppressions d'origine cardiaque porta mon attention sur certaines formes d'oppression d'origine pulmonaire. A ma grande surprise je vis s'amender et se guérir certains asthmes, sans lésion, liés à la goutte.

Si les fonctions pulmonaires sont physiologiques, le traitement avec l'Eau d'Evian ne provoque aucune modification du côté des voies respiratoires. Quand les poumons ou les bronches sont lésés, et lésés sur un organisme affaibli, le traitement intensif est des plus dangereux. L'eau ne s'élimine pas par les reins, et des congestions des plus graves viennent mettre en danger la vie des malades qui commettent l'imprudence de croire que les Eaux d'Evian peuvent être bues impunément, sans mesure, et sans méthode.

C'est en pensant à ces malades que je pus dire au Congrès de Liége à un confrère qui mettait en doute, toujours pour de simples raisons théoriques, l'action de l'Eau d'Evian : Mais mon cher confrère, quand ces eaux sont mal administrées, et quand elles sont prises en trop grande quantité on meurt de ses effets ; mais ce n'est pas l'eau qui est en cause : c'est l'erreur dans la méthode thérapeutique qui est coupable.

Il m'a fallu dix-neuf ans de recherches pour pénétrer tous les secrets des Eaux d'Evian. Je ne m'attendais pas à une si longue besogne quand je commençai mes recherches avec la prévision théorique de démontrer que ces eaux ne pouvaient avoir aucune action directe et que tous les bienfaits réalisés par les traitements d'Evian étaient dus à l'hydrothérapie et aux actions climatériques associées au repos et au changement de milieu. Je n'ai pas à regretter mes constants efforts, car nulle eau minérale n'est mieux connue aujourd'hui dans son déterminisme expérimental que l'Eau d'Evian: et je fus moi-même le bénéficiaire direct de mon expérimentation. Ma santé fort ébranlée se rétablit. Dix-neuf ans après je bénéficie encore de mon expérimentation; car je maintiens ma santé en faisant tous les ans un traitement des plus modérés. Je suis arrivé à réaliser tous les effets physiologiques et thérapeutiques de l'Eau d'Evian avec trois cents centimètres cubes d'Eau Cachat prise à jeun,en trois prises de 100^{cc}, espacées l'une de l'autre d'une demie heure.

Peut-on généraliser les résultats que je viens de synthétiser? Doit-on s'attendre à toujours voir cet ensemble d'effets de l'Eau Cachat se réaliser; et se réaliser, quelles que soient les conditions du sujet mis en expérience ?

L'expérimentation démontre que cette généralisation serait une erreur préjudiciable à certains malades, puisqu'il en est qui pourraient voir leur état s'aggraver; et l'aggravation avoir des conséquences fatales. Je dois à la vérité de dire qu'après les premiers résultats j'avais généralisé théoriquement les données de mon expérimentation. J'espérais que tous les troubles fonctionnels de l'appareil digestif, que tous les troubles fonctionnels de l'appareil circulatoire, que tous les troubles fonctionnels de l'appareil urinaire, que tous les troubles fonctionnels du système nerveux, sous la dépendance de l'auto-infection ou de l'usure par surmenage, pourraient être traités à Evian avec succès, sans se préoccuper du mode d'être des fonctions physico-chimiques et des fonctions nerveuses de la personne mise en traitement. Voilà ce à quoi je m'attendais. *Nous allons voir,* selon le conseil de Du Bois-Reymond, *en quoi les événements ont justifié ou trompé cette attente, les fautes que nous avons commises jusqu'à ce que la vérité apparut aux regards comme d'elle-même.*

2° En quoi les événements ont justifié ou trompé notre attente sur la valeur de la généralisation théorique des résultats obtenus à Evian par nos premières recherches expérimentales.

La généralisation dont nous avons parlé ci-dessus n'était pas justifiée.

Le premier effet négatif se montra à nous dans les cas de pyréxie. Chez les fébricitants l'Eau d'Evian, quel que soit le mode d'administration, ne produit aucun de ses effets. Elle devient alors la véritable eau indifférente des auteurs classiques.

En cas de cachéxie, il n'y a ni absorption rapide, ni circulation intra-organique rapide, ni élimination rapide et totale de l'Eau Cachat prise dans les conditions qui assurent ordinairement ses effets physico-chimiques.

Toutes les dyspepsies, même avec parésie de l'estomac et gros foie dyspeptique ne sont pas assurées de trouver à Evian-les-Bains les bons résultats que nous avons mentionnés plus haut. Ce fut pour nous une très grande surprise que de constater dans la dyspepsie des résultats tout différents avec des apparences symptomatiques et des apparences organiques presque identiques. Je crus tout d'abord à une rétention de l'Eau dans l'estomac dilaté, quoique la manœuvre du clapotage ne donnât pas d'indications. Le malade était habitué au passage de la sonde œsophagienne. Le sondage montra que l'estomac se vidait complètement. Le malade était constipé. L'eau était retenue dans l'organisme. Je ne réussis par aucune manœuvre à provoquer le déterminisme expérimental indispensable à la réalisation des effets physiologiques de l'Eau d'Evian. Mon attention se porta alors sur la composition des urines. La personne en traitement était hyperazoturique. La somme totale des solides urinaires comme la quantité d'urée des

24 heures étaient supérieures aux proportions normales. Le foie était fort probablement en suractivité. Je me suis depuis dix-neuf ans trouvé trois fois en présence de malades présentant ce type de nutrition : dans les trois cas l'Eau d'Evian, méthodiquement prise, se comporta comme une eau indifférente. Elle reprend son activité quand la dépression fonctionnelle vient plus tard remplacer, sur ces mêmes malades, la suractivité.

Dans des cas de presclérose et d'artério-sclérose j'ai rencontré les mêmes difficultés. Tout l'ensemble symptomatique et tous les signes objectifs du côté du cœur et du côté de la circulation artérielle semblaient devoir assurer le succès du traitement avec l'Eau d'Evian. Tous mes efforts restaient impuissants tant que je fis application de la prescription des vieux cliniciens d'Evian. L'Eau Cachat n'était pas rapidement éliminée. Je m'assurai qu'elle était réellement absorbée par les voies gastro-intestinales. Le déterminisme expérimental habituel était à modifier. Me rappelant alors les conseils de Œrtel pour le traitement de l'obésité et pour le traitement des cardiopathies, je fis essai de la réduction des liquides. Je conseillai à ces malades de ne boire que de 200 à 300^{cc} aux repas, et de ne prendre à jeun que trois prises d'Eau Cachat de 100^{cc} chaque, espacées l'une de l'autre de 25 à 30 minutes, et autant que possible dans la position horizontale. J'eus la satisfaction, dans ces conditions d'expérimentation, de voir l'Eau Cachat prise à jeun produire le triple effet de rapide absorption par les voies digestives, de rapide circulation dans l'organisme, et de rapide élimination par les reins. Ce résultat s'accompagnait bientôt de la disparition de l'oppression d'effort et de l'abaissement de la tension artérielle. Ce qui est très remarquable et à noter, c'est qu'avec ce mode expérimental, la densité des urines éliminées après les prises à jeun de l'Eau Cachat tombait de 1022 à 1005, et se relevaient ensuite à

1012, puis 1020 à 1022, comme chez les malades qui en prenaient de 1200 à 1300^{cc}.

La réduction des liquides pris dans les 24 heures ne donna pas des résultats toujours constants. Je songai encore ici aux conseils de Œrtel sur la deshydratation de l'organisme par les bains d'air sec chaud. Je conseillai aux malades rebelles, aux grandes masses d'Eau Cachat, aussi bien qu'aux petites masses, des bains de lumière, le corps protégé par un peignoir contre la radiation directe des lampes électriques. L'air de la caisse s'élevait à 70° C. Dix minutes de séjour dans la caisse, accompagné d'enveloppement dans un peignoir de toile recouvert d'un peignoir en laine, s'accompagnait de forte sudation : le lendemain ou le surlendemain j'avais la satisfaction de voir le malade uriner plus qu'il ne buvait et passer l'Eau Cachat suivant les conditions du déterminisme expérimentàl que j'ai déjà rappelé plusieurs fois et qui sont les conditions absolument indispensables à réaliser pour tirer profit du traitement avec l'Eau d'Evian. Le malade revenait ensuite progressivement aux quantités de boissons nécessaires au fonctionnement physiologique de l'organisme. Buvant de 1200 à 1250^{cc} de liquides, ils rendaient de 1300 à 1400^{cc} d'urine.

D'autres classes de malades restèrent rebelles à toutes ces modifications de méthodes : les uns étaient des hyperazoturiques congestifs ; les autres étaient des déprimés avec altération anatomique viscérale avancée. Chez les premiers les urines restaient toujours fort denses et foncées ; chez les seconds les urines restaient pâles et à faible densité. Le traitement avec l'Eau d'Evian ne donne chez ces malades aucun résultat : la continuité des fortes doses devient dangereuse.

Quand les reins sont atteints profondément l'Eau d'Evian à forte dose devient dangereuse. Au début de ma pratique à Évian je voulus chez quelques brightiques essayer de fortes doses ; 1000 à 1200^{cc} d'Eau Cachat prise méthodiquement à jeun bouclaient le rein, comme l'on dit vulgairement. La diurèse diminuait de plus en plus. En insistant on serait allé certainement vers une aggravation. La réduction des doses écartait le danger : le malade finissait par uriner dans les 24 heures plus de liquides qu'il n'en avait pris ; mais ses urines, celles qui étaient rendues avant les prises d'eau à jeun et celles qui étaient rendues après les prises d'eau, ne présentaient aucune différence de densité. Cette égalité de densité persistait même quand il avait rapidement éliminé une quantité d'urine égale à la quantité d'eau prise en traitement.

Le nombre des inconnus reste encore considérable en thérapeutique thermale. On peut ici faire application de la remarque que Priestley faisait à l'occasion de ses découvertes : Chaque problème résolu en pose douze autres à résoudre.

—————

Les effets chimiques, que réalisent les éléments anatomiques pendant la rapide circulation dans l'organisme de l'Eau d'Evian, sont-ils toujours les mêmes ?

L'expérimentation répond négativement à cette question. Quand les effets doivent s'accompagner du retour au normal de l'activité nutritive, la somme totale des solides urinaires augmente d'abord en masse, puis les rapports des divers composants urinaires deviennent physiologiques. Dans ces cas le traitement est curatif.

Quand la somme totale des solides urinaires reste au-dessous des quantités physiologiques, et quand les rapports des divers composants urinaires ne peuvent être ramenés au type normal, le traitement n'est que paliatif.

Dans les premiers cas il n'y a que trouble fonctionnel.

Dans les seconds cas des lésions anatomiques sont déjà venues modifier l'organisation des cellules.

DEUXIÈME PARTIE

Les États de la Matière de l'Eau d'Évian

Source Cachat.

DONNÉES PHYSICO-CHIMIQUES.

> *Toute science véritable se ramène à la*
> *mécanique comme à ses principes.*
>
> KANT.

Les résultats de nos 19 ans de recherches ont matérialisé l'action de l'Eau d'Évian, et démontré que ses effets étaient sous la dépendance d'un déterminisme physiologique, qu'il faut nécessairement réaliser pour obtenir la totalité de ses activités thérapeutiques.

Ce déterminisme est lié à des résultats physiologiques que j'ai déjà indiqués à plusieurs reprises ; mais qu'il est encore utile de rappeler ici. *Ils sont la loi absolue du traitement : ne pas en contrôler l'existence, c'est livrer la médication au hasard.*

La totalité des activités thérapeutiques de l'Eau d'Évian est liée à l'obtention des résultats physiologiques suivants :

1º Sa rapide absorption par les voies digestives ;

2º Sa rapide circulation dans l'organisme ;

3° Sa rapide et totale élimination par les reins, associée aux modifications de densité des urines qui traduisent l'élimination spécifique de l'Eau Cachat.

Les modifications de densité des urines spécifiques de l'Eau d'Evian sont indépendantes de la masse plus ou moins grande d'eau prise en traitement.

Les eaux de source ordinaire ne produisant pas ces effets physiologiques, et n'ayant pas la puissance qu'a l'Eau d'Evian de transformer, et les activités physico-chimiques de l'organisme, et les propriétés fonctionnelles de l'estomac, de l'intestin, du foie, du cœur, du système artériel veineux et capillaire, des reins, du système nerveux viscéral et du système nerveux cérébro-spinal ; *malgré la mise en pratique des mêmes modes d'administration ;* la question s'est posée à nous de savoir : quelle pouvait être la constitution intime de cette eau dont les apparences sont si modestes et qui cependant est capable, lorsqu'elle est bien utilisée, de régulariser les échanges nutritifs, de rajeunir les fonctions cellulaires, et, par conséquent, toutes les fonctions organiques.

Nous avons vainement consulté les auteurs classiques, qui se contentent de dire que l'Eau d'Evian et ses analogues sont des eaux indifférentes. Le mot ne nous dit rien, et il est en contradiction absolue avec les faits. Eh ! quels faits ? avec des faits non seulement cliniques et d'observation ; mais des faits physico-chimiques, et des faits physiologiques, qu'on contrôle avec la balance.

Consultons l'analyse chimique de l'Eau Cachat qui a été faite à diverses reprises.

Nous reproduirons spécialement celle que Ed. Willm faisait en 1890 et partie de celle que Brun faisait en 1870.

L'analyse de Ed. Willm a donné les résultats suivants :

Composition de l'Eau de la Source Cachat d'Évian-les-Bains

Acide carbonique des bicarbonates.	0^{gr} 2627
Acide carbonique libre..........	0, 0105
Carbonate de calcium	0, 1960
Carbonate de magnésium........	0, 0816
Carbonate de sodium	0, 0056
Phosphate de fer et de calcium....	0, 0008
Sulfate de sodium..............	0, 0079
Sulfate de potassium	0, 0052
Chlorure de sodium	0, 0030
Azotate de sodium....	0, 0029
Silice.......................	0, 0142
Iode, lithium	traces très faibles
Total des matières fixes par litre.	0, 3172
Résidu observé...............	0, 3210
Alcalinité, rapportée à l'acide sulfu- rique nécessaire..............	0, 2866
Résidu calculé d'après le groupement	0, 4247

Bicarbonates correspondant aux carbonates neutres ci-dessus :

Bicarbonate de calcium	0, 2822
— de magnésium	0, 1244
— de sodium..........	0, 0089

(Note) La différence entre le total de l'analyse et le résidu observé représente à peu près la matière organique $= 0^{gr}$ 0038.

M. Brun, chimiste à Genève, avait noté dans l'analyse

de l'Eau Cachat, qu'il faisait en 1870, de l'alumine. Willm
n'en parle pas.

Alumine par litre, d'après Brun.... 0, ·0020

La Source Cachat analysée par Brun en 1870 présentait :

Une pesanteur spécifique de 1, 0008 ;

Une température de 10° 8 : le 19 novembre 1869, le
temps étant beau depuis 8 jours.

Elle était bien aérée et contenait :

Gaz azoté, en volume : 16, 05^{cmc}, en poids : gr. 0, 0201
Oxygène   —   5, 5^{cmc} —   —   0, 00788
Acide carbonique libre (d'après Willm) en poids ... gr, 0, 0105

L'Eau de la source Cachat, comme d'ailleurs, l'eau de
toutes les sources d'Evian, est froide. Est-ce cette température qui est la condition de ses effets spécifiques ? Remar-
quons d'abord que beaucoup d'excellentes sources ont cette
température sans pouvoir provoquer le déterminisme
physiologique de l'Eau Cachat.

Faisons varier artificiellement la température de l'Eau
Cachat.

A 33° c. et à 35° c., elle conserve toutes ses propriétés
spécifiques.

Elle n'a perdu aucune de ses qualités même après avoir
été portée à 75°, au bain mari, puis refroidie à 15° C. J'ai
pris de l'Eau Cachat qui avait subi ces modifications ther-
miques, à jeun, à la dose totale de 300^{cc}, en trois prises de
100^{cc}, espacées de 30 minutes ; et j'ai obtenu le triple effet
de rapide absorption, de rapide circulation et de rapide
élimination totale, avec les modifications spécifiques des
densités urinaires que produit l'eau prise directement à la
source.

Ce n'est donc pas la thermalité qui explique l'action qui
est spéciale à l'Eau d'Evian.

Doit-elle ses effets à son aération ?

Nous pouvons priver l'Eau d'Évian de ses gaz par deux procédés : l'ébullition et la congélation.

L'ébullition modifie profondément sa composition et précipite une grande partie de ses sels ; aussi nous avons renoncé à ce procédé.

La congélation me semblant devoir donner des résultats moins modificateurs de la composition chimique de l'eau, que l'ébullition, j'ai congelé de l'Eau Cachat avec le mélange réfrigérant, gros sel et glace. J'ai ensuite laissé l'eau se fondre puis revenir à la température de 13 à 14 degrés centigrades. Les gaz avaient été chassés et une partie des sels de chaux s'était précipitée.

Nous avons pris méthodiquement, à jeun, 300^{cc} de cette eau, en trois prises de 100^{cc}, espacées de 30 minutes, et les effets physiologiques sont restés les effets de l'Eau Cachat prise à la source.

Que conclure ? C'est que si les gaz contribuent à donner de la légèreté à l'eau ; ils ne sont pas la cause de ses effets spécifiques.

La congélation a été instructive pour nous à un autre point de vue. Elle a précipité une partie des sels dissous. Ces sels étaient effervescents sous l'influence de l'acide nitrique. C'était par conséquent des carbonates. La précipitation de ces carbonates n'a enlevé à l'eau aucune de ses propriétés spécifiques.

Il serait utile de faire cette expérience avec une précision scientifique permettant de savoir ce qui reste de carbonates de calcium, de magnésium, de sodium incorporés dans l'eau après cette précipitation par congélation. Je ne l'ai pas faite parce que je n'avais pas le matériel nécessaire.

Je ne puis donner que la marche générale du phénomène. L'expérience telle que je l'ai exécutée était suffisante pour le but que je poursuivais. Elle me démontra que l'Eau Cachat ayant subi la perte de ses gaz, plus la perte de ses sels dissous par l'acide carbonique, conservait toutes ses propriétés; et que par conséquent il fallait chercher dans d'autres éléments la cause de ses propriétés.

Serait-ce à la nature de sa matière organique qu'elle doit ses qualités ? Il est vrai que la quantité de matière organique n'est que de 0^{gr}0038 par litre ; mais si elle était une diastase minéralisée, ne pourrait-on pas admettre son intervention comme suffisante ? Une diastase se détruit lorsqu'elle est portée au-dessus de 70° C. J'ai chauffé de l'Eau Cachat aubain mari au-dessus de 85° C. ; une partie des gaz s'était dégagée, une partie très-faible des sels s'était précipitée : théoriquement une diastase eut été détruite. L'eau revenue à la température de 15 à 16 degrés centigrades prise à jeun conservait son activité physiologique spéciale.

Nous pouvons donc assez légitimement admettre que la matière organique, si elle intervient pour donner à l'Eau Cachat ses qualités, elle n'intervient pas en tant que diastase.

Température - Aération - Sels dissous précipitables par congélation - Matières organiques n'expliquant pas la spécificité de l'Eau Cachat ; notre attention s'est portée alors sur la matière dissociée par l'eau, c'est-à-dire sur les ions des sels. Les conceptions d'Arrhénius ont ouvert sur cette question des horizons nouveaux qui m'ont beaucoup aidé dans mes recherches.

L'exposé des résultats expérimentaux, que j'ai obtenus avec l'Eau d'Evian étudiée dans son mode d'être ionique, nécessite, pour être bien compris, le résumé des acquisitions scientifiques sur les états de la matière dans les solutions aqueuses.

Qu'est-ce que une solution ?

Une solution n'est pas simplement le mélange d'un dissolvant pur et du composé dissous. C'est une modification profonde des deux corps. Ils subissent une contraction. Le volume moléculaire en solution aqueuse d'une molécule-gramme subit une contraction de 13 cc, 5. Reychler dans son exposé des Théories physico-chimiques admet que « ce n'est probablement pas le volume du corps dissous qui diminue de 13 cc. 5, mais c'est l'établissement d'attractions nouvelles (entre molécules hétérogènes) qui diminue d'autant le volume global et surtout celui de l'eau dissolvante. »

Si les molécules salines (acides, bases et sels) sont dissoutes dans une grande masse d'eau la contraction de la solution augmente parce que ces molécules subissent une dissociation et deviennent des ions.

« Une molécule de chlorure de sodium, par exemple, dit Reychler, ne reste pas à l'état unitaire, mais donne naissance à deux particules. Si la solution est suffisamment étendue, le dédoublement est complet, et comme le nombre de particules dissoutes se trouve ainsi doublé, la contraction éprouvée par la solution est doublée également. Les molécules dédoublées du chlorure de sodium c'est ce qu'on appelle les ion chlore et ion sodium. »

Les ions n'ont pas la propriété des atomes. On peut le démontrer facilement avec l'iodure de potassium. Nous empruntons l'exposé de cette expérience au travail de M. Vocoret, docteur en pharmacie de l'université de Lyon intitulé : Urine et Electrolytes « Une cavité est creusée dans une pomme de terre et remplie d'une solution d'iodure de potassium, puis les extrémités du tubercule sont mises en communication avec une pile. La solution iodurée ne se trouve ni au pôle négatif ni même sur la ligne des pôles. Elle est complètement dans la zone d'influence des charges des pôles. Le dispositif suffit pour que les ions soient orientés et qu'ils se dirigent vers le pôle qui les attire. Là se passe un phénomène qui paraît un peu paradoxal, c'est que l'ion iode puisse traverser toute une région riche en amidon sans la colorer. Il traverse cette région que la pomme de terre soit crue ou qu'elle soit cuite. La véritable explication de ce fait est qu'il faut différencier les propriétés physico-chimiques de l'ion de celles de l'atome. L'iode-ion ne colorera l'amidon que lorsqu'il se sera déchargé à l'anode. Redevenu atome il diffuse alors autour de l'electrode positive et colore peu à peu l'amidon, aussi verra-t-on la couleur bleue aller en éventail de l'électrode positive vers le centre en diminuant graduellement d'intensité. La coloration de l'amidon est donc bien produite non par l'ion-iode, mais par l'atome d'iode. Et d'ailleurs dans une solution concentrée d'iodure de potassium où pourtant il existe une infinité d'ions-iode en liberté l'amidon reste blanchâtre. »

On peut faire une démonstration analogue avec le chlorure de sodium. J'ai ajouté à de l'Eau Cachat cinq centigrammes de chlorure de sodium pour 100cc d'eau. Il était impossible de constater dans ce mélange trace d'odeur de chlore. Je fis passer un courant électrique ; l'odeur du chlore, résultat de la décharge électrique de l'ion-chlore et de l'apparition de l'atome-chlore, se manifesta très rapidement.

L'état ionique total de la matière existe pour tous les composants de l'Eau d'Evian, sauf pour le carbonate de calcium qui se précipite en partie lors de la congélation.

L'ionisation se produit du fait seul de la solution.

Les molécules sont, dans les solutions, naturellement dissociées en ions chargés d'électricité, dit Arrhénius.

A mesure que la dissolution augmente, la dissociation augmente aussi. Pour une dilution suffisante, la dissociation est complète. Les sels à acide fort, et à base forte, sont déjà dissociés lorsque la solution renferme le poids moléculaire dissous dans 1000 litres ou 1 mètre cube.

Dans l'Eau d'Évian ce sont les acides forts et les bases fortes qui prédominent.

Voici les quantités par litre que la Source Cachat en contient d'après l'analyse de Brun :

Acides

Acide sulfurique	0,0054
— azotique	0,0038
— phosphorique	0,0003
— chlore	0,00063
Silice	0,01002

Bases

Potasse	0,00201
Soude	0,0066
Magnésie	0,03595
Chaux	0,11007
Alumine	0,002

La solution renfermant le poids molécule-gramme dissous dans 1000 litres ou 1 mètre cube n'existe dans l'Eau Cachat que pour une seule substance : le carbonate de calcium.

Dans l'Eau d'Évian, ses composants minéraux sont, pour

ainsi dire volatilisés, car à mesure que la dilution augmente, la dissociation augmente aussi. Ils sont compara-
bles à un gaz considérablement raréfié (Van t'Hoff).

Ils gardent l'état ionique sans réagir les uns sur les
autres. C'est ce que nous pouvons affirmer au nom de la loi
de la thermoneutralité. Cette loi nous apprend en effet que
« Lorsqu'on met en présence des solutions étendues de
deux sels neutres on n'observe en général aucun effet
thermique. La raison en est, dit le Dr Reychler *(Les théo-*
ries physico-chimiques) qu'il ne se produit aucun échange.
Une solution de chlorure de potassium (K Cl) par exemple, renferme les ions K et Cl, et de même une solution de
(Na N O$_3$) renferme les ions Na et N O$_3$. Si nous mêlons
ces deux solutions, rien n'est modifié : Les ions sont libres
comme auparavant. — La loi ne s'applique bien qu'aux
solutions suffisamment étendues, de dissociation presque
complète. » C'est le cas de l'Eau d'Evian qui ne contient
qu'un seul composant minéral dont la dissociation ne soit
pas théoriquement complète.

Les solutions étendues doivent à l'ionisation de la matière minérale une eau basique et une eau acide qu'il faut
aussi prendre en considération quand on veut savoir ce
qu'est une solution dans toutes les modalités de ses composants matériels ; et quand on étudie une eau, comme l'Eau
d'Evian, aussi puissante en réalité, et aussi modeste en
apparence.

« L'entrée en dissolution d'un acide ou d'une base
communique à certaines molécules d'eau, dit Reychler, un
caractère chimique opposé à celui de la substance dissoute,
et donne lieu à la formation de systèmes salins dans lesquels l'eau joue le rôle d'une base ou d'un acide.

Les molécules d'eau ainsi différenciées sont actives au

point de vue de la pression osmotique et de toutes les propriétés corrélatives. »

Dans l'Eau d'Évian ces molécules simples d'eau basique ou acide existent.

1° En ajoutant de l'acide phosphorique officinal ; 30 à 35 centigrammes à chaque prise d'Eau Cachat de 100 cc. : le mélange ne subit pas de modification thermique et conserve toutes les propriétés physiologiques de l'Eau de la Source. Le traitement doit être fait pour les deux cas dans les mêmes conditions méthodiques.

2° En ajoutant du bicarbonate de soude, 25 à 30 centigrammes à chaque prise d'Eau Cachat de 100 cc. : le mélange ne subit pas de modification thermique et conserve toutes les propriétés physiologiques de l'Eau prise à la Source. Le traitement est fait pour les deux eaux dans les conditions méthodiques, toujours requises.

Le phénomène chimique nous est expliqué par le Dr Reychler de Bruxelles de la manière suivante :

« Supposons que dans l'eau nous dissolvions un corps à fonction chimique bien caractérisée. Si ce corps est *un acide*, il est naturel qu'il rentre en relation de neutralisation avec des molécules simples H O H, pour former des systèmes salins A H + H O H à eau basique. Mais dès lors l'équilibre de l'eau dissolvante se trouve rompu, et le rétablissement de cet équilibre donne lieu à la formation de nouvelles molécules simples. Celles-ci sont à leur tour prises par l'acide dissous ; et ainsi de suite..... jusqu'à la réalisation d'un *équilibre stationnaire* entre l'influence isolante de l'acide et la tendance associative de l'eau..... L'addition d'un acide exalte le caractère basique de l'eau. D'une manière analogue la dissolution *d'une base* doit développer le caractère acide du dissolvant et produire un état d'équilibre stationnaire dont font partie des molécules M O H et des systèmes salins M O H + H O H à eau acide. Les molécules d'eau acide ou basique se distinguent de l'eau ordinaire, non seulement par leur poids moléculaire normal, mais aussi par leur caractère chimique plus prononcé. Elles sont donc nettement différentiées et peuvent être osmotiquement actives ; » et actives également au point de vue de la conductibilité électrique comme le sont les composants ionisés. L'eau basique et l'eau acide perdent leur charge électrique comme perdent leur charge électrique les ions quand on rend le milieu conducteur. Nous exposerons l'état électrique de l'Eau d'Evian et les effets des courants électriques sur cette eau un peu plus loin. Qu'il nous suffise d'avoir exposé ici les notions scientifiques qu'il faut avoir sur la nature des solutions et principalement sur la nature des solutions étendues contenant des acides et des bases fortes. Cet exposé nous a amené à la démonstration que l'Eau d'Evian est une eau à totale ionisation et une eau qui contient à côté de la molécule d'Eau polymérisée $(H_2 O)n$; des molécules d'eau les unes acides et les autres basiques osmotiquement actives.

Pour expliquer l'action de l'Eau d'Évian, les médecins exerçant à Evian ont tous invoqué leur faible alcalinité. Les expériences faites en acidifiant cette Eau avec de l'acide phosphorique nous ayant prouvé que dans ces conditions elle ne perdait aucune de ses propriétés physiologiques et aucune de ses activités physico-chimiques spéciales nous pouvons conclure que la faible alcalinité n'est pas la raison suffisante de son activité.

Cette eau ne perd aucune de ses qualités quand on augmente son alcalinité.

Un peu plus, comme un peu moins d'alcalinité n'ont donc qu'un rôle secondaire dans l'action de l'Eau d'Evian.

La possibilité pour cette eau de conserver toutes ses

facultés fondamentales en milieu acide comme en milieu alcalin était inconnue avant nos recherches. Ne perdons pas de vue ces résultats. Il est des indications secondaires qu'il faut quelquefois remplir en cours de traitement. Toutes les indications commandant l'emploi des acides, et toutes les indications pouvant être l'occasion de l'emploi des alcalins peuvent être satisfaites en cours du traitement méthodique avec l'Eau d'Evian, sans entraver la cure thermale fondamentale.

Démonstration de l'état ionique de la minéralisation de l'Eau Cachat.

Nos conclusions théoriques sur l'état ionique de la matière minérale dans l'Eau de la Source Cachat peuvent être appuyées par un ensemble de preuves expérimentales encore inédites que nous allons exposer et qui portent sur la décharge électrique des ions par les courants constants.

L'idée première de ces expériences nous a été suggérée par des démonstrations que M. le Professeur Spring de Liège fit en 1878 devant les congressistes du Congrès international d'Hydrologie, de Climatologie et Géologie, sur un moyen spécial de clarification des liquides. Le très distingué professeur les a résumées dans le volume du Compte rendu du Congrès de la manière suivante :

« On sait que si les particules qui troublent une eau
« ont des dimensions extrêmement petites, au point même
« qu'un examen microscopique ne suffira plus à les révéler,
« elles restent opiniâtrement en suspension. On a affaire,
« alors, à une solution colloïdale qui ne se clarifie pas par
« le repos et qui passe, sans changement visible, à travers
« les filtres les plus fins.

« Le trouble cède, toutefois, quand on fait dissoudre
« dans l'eau de petites quantités de sels quelconques, quand

« on maintient la température élevée pendant longtemps, ou
« quand on soumet le liquide à la congélation.

« Ce qui se passe en réalité, dans ces cas, à l'intérieur du
« liquide pour déterminer la floculation du trouble, est en-
« core un mystère.

« Cependant, on peut remarquer que l'acte de la disso-
« lution d'un sel dans l'eau, ou bien celui de la production
« de courants de convection calorifique, inséparables de la
« chauffe ou du refroidissement du liquide, sont des causes
« de production d'électricité. Celle-ci à son tour peut pro-
« voquer une floculation, car, ainsi que je l'ai fait voir
« dans un travail qui remonte déjà à plus de vingt-cinq
« années « *tout changement dans l'énergie de l'action at-*
« *tractive est accompagné d'un changement de l'état électri-*
« *que des corps et réciproquement.* » Cette remarque m'a
« suggéré l'expérience que je vais avoir l'honneur de répéter
« à présent et qui a pour objet de vérifier si, en provo-
« quand un changement dans l'état électrique d'un milieu
« trouble, on produit, oui ou non, la floculation de la ma-
« tière en suspension.

« Voici, à cet effet, quelques liquides troubles, ou solutions
« colloïdales de nature différente : d'abord, un trouble dû à de
« la silice, puis d'autres dus à du kaolin, de l'hydrate de fer,
« du cadmium, du zing et même de l'eau noire des 'tour-
« bières, dont la matière en suspension est formée, en
« majeure partie, d'acides humiques. Versons ces liquides
« troubles dans de petites auges dont les extrémités por-
« tent des électrodes (lames de platine) reliées à des batte-
« ries d'accumulateurs, de façon que, dans chaque auge, il
« y ait, entre les électrodes, une différence de potentiel
« d'environ 16 volts. Dans ces conditions il n'y a pas *élec-*
« *trolyse* de l'eau, parce que l'on n'a pas affaire à un *élec-*

« *trolyte* proprement dite, l'eau ne tenant pas de sels en
« solution et les acides humiques, étant de leur côté, éga-
« lement à l'état colloïdal. On n'observe donc pas de
« dégagement de gaz aux électrodes, mais on constate
« qu'il se produit, autour d'elles, surtout autour de l'élec-
« trode positive (l'anode) une clarification lente mais conti-
« nue du trouble. L'effet est absolu, car le liquide n'est pas
« seulement limpide pour une observation directe, il l'est
« encore quand on l'éclaire à l'aide d'un faisceau de lumière
« électrique concentré au moyen d'une lentille. Il se produit,
« en un mot, un liquide optiquement vide. »

M. le professeur, dans une courte causerie qu'il eut
l'amabilité de m'accorder, m'expliqua que la résistance de
l'état colloïdal était dû aux charges électriques des particules qui troublent l'eau ; les particules sont maintenues
en suspension par des attractions et des répulsions électriques. Si on crée dans le milieu un état de conduction
électrique, en ajoutant du chlorure de sodium, par exemple,
la substance colloïdale se précipite en masse. Elle se précipite aussi par les courants qui, changeant l'état électrique
du corps, modifient l'énergie de l'action attractive.

La dissociation de la matière minérale dans une solution
renfermant un équivalent de substance dissoute dans
1000 litres d'eau, étant complète ; le nouveau mode d'être
de la matière minérale étant formé d'ions libres chargés
d'électricité ; je comparais ces ions aux substances colloïdales étudiées par M. le Dr Spring : et cette comparaison
m'amena aux hypothèses suivantes.

Dans les solutions aqueuses étendues les ions doivent les
caractères, qui les différentient des atomes, à leur charge
électrique. C'est à cette charge électrique qu'est due la
propriété des ions provenant de sels insolubles de rester

invisibles par solution dans l'eau. Si nous rendons leur
milieu conducteur de l'électricité, leurs forces attractives
doivent se modifier, des sels se former, et s'ils sont insolubles se précipiter. Si nous déchargeons les ions de leur
électricité par un courant constant les sels insolubles qui
vont se former doivent pouvoir apparaître. Cette précipitation entraîne la disparition d'un nombre de plus en plus
grand d'ions et augmente proportionnellement la résistance
de la solution au passage du courant électrique.

L'Eau d'Evian étant une eau à totale ionisation a servi
à nos expériences pour le contrôle de ces hypothèses.   .

En ajoutant du chlorure de sodium chimiquement pur à
de l'Eau Cachat prise directement à la source, nous avons
constaté qu'un précipité se formait au fond du verre.

Ce n'est cependant pas un phénomène qui soit spécial à
l'Eau d'Evian.

Nous avons constaté cette même particularité expérimentale avec l'eau du lac Leman. Le fait n'a pas lieu de sur-
prendre, l'eau du lac étant une solution très étendue de divers sels minéraux la précipitation devait se produire : si
notre hypothèse était conforme à la réalité.

Ces deux expériences ne réussiront pas toujours. Les
tensions électriques de l'atmosphère, quand elles sont très
élevées, empêchent la manifestation du phénomène.

Le résultat expérimental qui est constant, c'est celui qui
est manifesté par la décharge électrique des ions de l'Eau
d'Evian par les courants constants.

24 éléments d'une force très approximative de 24 volts
donnent, à la Source même, une intensité de courant de
33 milliampères lorsque les électrodes en platine sont espacées à un centimètre.

18 éléments donnent dans les mêmes conditions expérimentales 23 milliampères, et 12 éléments, 16 milliampères.

De l'eau distillée qui nous servait d'étalon de contrôle donnait dans les mêmes conditions d'expérimentation 3 milliampères pour 24 éléments.

Cette eau Cachat est soumise à l'action d'un courant qui donne au début de l'expérience une intensité de 50 milliampères, les électrodes étant à la distance de quatre centimètres. Une partie des sels se précipitant peu à peu surtout sur l'électrode négative, la résistance au passage du courant augmente malgré l'élévation de température de l'eau. Le courant n'a pas électrolysé les sels, il a permis à un certain nombre d'entre eux de se former. Les ions sont du fait de la décharge électrique devenus des atomes avec leurs propriétés spécifiques.

Cette eau, qui a subi l'action de courants constants pendant plus de 10 heures, ramenée à la température de 15 degrés est soumise au contrôle des 12, des 18 et des 24 éléments : les électrodes en platine étant espacées à un centimètre, comme dans l'expérience faite sur l'Eau Cachat naturelle :

Les 24 éléments ne donnent plus qu'une intensité de 16 milliampères.

Les 18 éléments ne donnent plus qu'une intensité de 12 milliampères.

Les 12 éléments ne donnent plus qu'une intensité de 8 milliampères.

Cette vérification faite, le passage du courant recommence pendant 10 heures environ et dans les conditions ci-dessus :

Nouveau contrôle de mesure électrique de cette eau après que sa température eut été ramenée à 15° C.

Les 24 éléments ne donnent plus qu'une intensité de 8 milliampères.

Les 18 éléments ne donnent plus qu'une intensité de 6 milliampères.

Les 12 éléments ne donnent plus qu'une intensité de 4 milliampères.

De l'Eau Cachat prise au robinet de la Source donnait à ce même moment et dans les mêmes conditions expérimentales avec :

Les 24 éléments une intensité de 33 milliampères.

| Les 18 éléments | — | 23 | — |
| Les 12 éléments | — | 16 | — |

L'eau distillée qui servait de contrôle présentait pour 24 éléments une intensité de 3 milliampères.

Cette modification par les courants constants de la conductibilité électrique d'une eau à solution supérieure à une molécule-gramme par 1000 litres d'eau n'est pas spéciale à l'Eau Cachat. Nous avons constaté un fait analogue avec l'eau du lac Léman.

L'eau prise directement au lac donnait dans des conditions expérimentales identiques à celles que nous avions appliquées à l'Eau Cachat :

1° avant le passage du courant constant :

avec 24 éléments un courant d'une intensité de 22 milliampères ;

avec 18 éléments un courant d'une intensité de 10 milliampères ;

avec 12 éléments un courant d'une intensité de 16 milliampères ;

2° après le passage prolongé du courant constant :

avec 24 éléments un courant d'une intensité de 12 milliampères ;

avec 18 éléments un courant d'une intensité de 8 milliampères ;

avec 12 éléments un courant d'une intensité de 5.4 milliampères.

L'existence réelle d'une charge électrique des ions nous
semble démontrée dans l'un et l'autre cas. Mais le problème physiologique reste encore entier : pourquoi ces deux
eaux n'ont-elles pas les mêmes effets physiologiques ?

Pouvons-nous sonder le problème plus profondément et
arriver à quelques constatations matérielles qui puissent sa-
tisfaire l'impatience de notre esprit.

Quittons un moment les solutions minérales étendues et
voyons ce qu'est au point de vue de la minéralisation le
protoplasma cellulaire sur lequel se concentre essentiellement
l'action de l'Eau d'Evian. L'étude de cette minéralisation a
été faite par J. Gaube (du Gers). C'est à ses leçons sur la
minéralogie biologique que nous empruntons les notions
qui nous permettront, je l'espère, de lier en un tout harmonique nos recherches sur le Comment et le Pourquoi de
l'action physiologique spécifique de l'Eau d'Evian, qui sont
le sujet de nos préoccupations.

Les protoplasmas, ou mieux le protoplasme, car il n'en
existe en réalité qu'un seul dont les différences de fonctions sont simplement liées au mode d'organisation, est au
point de vue chimique un albuminate de chaux et de magné-

sie. « Tous les protoplasmes, dit J. Gaube, sont des albuminates de chaux et de magnésie. »

Le protoplasme reste partout le même malgré la différence des milieux intérieurs.

« La différence de composition des sucs des végétaux,
« des animaux et de l'homme, autrement dit la différence
« des milieux intérieurs, selon l'expression de Cl. Bernard,
« ne modifie point la composition des protoplasmes, ou,
« pour mieux dire, du protoplasme, dit J. Gaube ; le pro-
« toplasme réagit différemment selon la qualité du milieu
« intérieur qui l'irrite, il réagit différemment en sa qua-
« lité de corps chimique, de minéral, selon les qualités des
« sels, des bases et des acides qui le touchent ou qui l'at-
« taquent.

...« Tous les protoplasmes de tous les tissus, tous les
« protoplasmes de tous les êtres ont, pour dominante miné-
« rale la chaux ; la magnésie accompagne la chaux dans la
« proportion de 53 p. 100 en moyenne » ...

« Le parenchyme pulmonaire débarrassé par des lavages
« prolongés et l'expression de toute matière étrangère,
« contient :

Acide phosphorique .... $0^{gr} 54$ pour 1000
Chaux ....   0, 5288   —   —
Magnésie. ....   0, 061   —   —

« Pas de chlore, pas de soude, pas de potasse. »

Les dominantes minérales de la substance grise des cen-
tres nerveux sont la magnésie et la chaux.

Le tissu musculaire traité de la même manière que le
tissu pulmonaire contient d'après les analyses de J. Gaube :

Chaux................ o^{gr}o83   pour 1000
Magnésie .... o, 054   —   —
Fluor.............. o, 0000687   —   —

Pas de chlore, pas de soude, pas de potasse.

La répartition de la minéralisation du muscle se fait de la manière suivante:

1° Minéralisation du suc musculaire:

Acide phosphorique... o^{gr}74   pour 1000
   —   sulfurique...... o, 32   —   —
Chlore............. 1, oo   —   —
Chaux............. o, 226   —   —
Magnésie...... ...... o, 362   —   —
Potasse............. 3, oo   —   —
Soude .... 1, 17   pour 1000
Fer métallique . .... o, 175   —   —
Alumine............ o, 133   —   —
Manganèse.... ...... o, 0093   —   —
Fluor....... .... o, 00048   --   —
Silice.............. o, 253   —   —

2° Minéralisation du tissu musculaire:

Chaux............. o^{gr}o83   pour 1000
Magnésie.......... o, 094   —   —
Fluor............. o, 0000687   —   —

« Les muscles de l'homme contiennent 70 p. 100 d'eau ;
« la matière minérale d'un kilogramme de muscle de
« l'homme serait dissoute ; je dis dissoute, car il n'en
« existe pas sous un autre état dans les muscles, dans le
« suc musculaire des muscles, la matière minérale d'un
« kilogramme de muscles de l'homme serait dissoute
« dans 700 grammes d'eau. Chaque gramme de matière

« minérale du suc musculaire se trouve dissous dans
« 93 centimètres cubes d'eau, exactement dans 92^{cc} 97.

« La matière minérale du protoplasme du muscle, qui
« est de 14 centigrammes en moyenne, par kilogramme de
« muscle, se trouve baignée par 700 centimètres cubes
« d'eau, soit 50 centimètres cubes par centigramme: si
« nous comparions le volume de l'eau dans lequel est dis-
« sous un gramme de matière minérale de suc musculaire,
« au volume d'eau qui baignerait 1 gramme de matière
« minérale protoplasmique nous constaterions que ce vo-
« lume serait de 5000 centimètres cubes soit 98 p. 100 plus
« élevé. L'énorme quantité d'eau dont peut disposer le
« protoplasme musculaire nous donne une idée de son
« activité. »

Cette longue citation était nécessaire parce que ces données scientifiques ne sont pas suffisamment connues et
parce qu'il y avait pour nous intérêt à rapprocher les données de l'analyse de l'Eau d'Evian et les résultats d'une
analyse complète d'un tissu.

Nous rapprochons ces données dans le tableau suivant :

	Minéralisation de l'Eau Cachat	Minéralisation du suc muscul. de l'homme
	pour 1000 d'après l'analyse Brun	pour 1000 d'après l'analyse de J. Gaube
Acide phosphorique.	0,0003	0,74
Acide sulfurique....	0,0054	0,32
Chlore...........	0,00063	1,00
Chaux...........	0,11007	0,226
Magnésie	0,03595	0,362
Potasse..........	0,00201	3,00
Soude...........	0,0066	1,17
Protoxyde de fer...	0,00127	Fer métallique 0,175

Alumine..........	0,002	0,133
Manganèse........	Traces	0,0093
Silice	0,01002	0,259
Fluor	non déterminé	0,00048

Dans l'Eau Cachat, Brun, de Genève, a trouvé par litre o gr. 0038 d'acide azotique. Il n'en existe pas dans le suc musculaire. Tous les composants minéraux du suc musculaire se trouvent dans l'Eau d'Evian à l'état d'ions, et dans le suc musculaire à l'état de sels ; ils sont plus puissamment dynamisés par conséquent dans l'Eau d'Evian. Si nous adoptons les opinions du Dr Bordier, de Lyon, sur la nutrition nous pouvons dire que dans l'Eau d'Evian la matière minérale est toute prête pour l'absorption cellulaire et que dans le suc musculaire c'est le passage plus ou moins rapide de l'eau dans les parties hémiperméables des cellules qui doit préparer cette matière à l'absorption. L'idée émise par le Dr Bordier à laquelle nous faisons allusion est la suivante : « La nutrition n'est probablement pas autre chose « que le résultat d'échanges ioniques réglés par les phéno- « mènes de pression osmotique et d'isotonie des produits « minéraux ou organiques dissous dans notre économie. » C'est sur cette hypothèse qu'il appuie son interprétation de l'exagération des échanges interstitiels lorsque le courant galvanique est appliqué à l'aide de fortes intensités. « Au- « cun agent, dit-il, n'est plus propre que le courant galva- « nique à produire une modification de ces échanges « ioniques par suite de transports d'ions auquel il doit la « possibilité de se propager lui-même dans les tissus ».

L'exagération des échanges nutritifs est, nous l'avons démontré depuis longtemps, la caractéristique fondamentale d'un traitement minéral fait méthodiquement avec l'Eau d'Evian, et en suivant les indications que nous devons à l'expérimentation clinique.

La raison de cette action, nous la connaissons maintenant; c'est que cette eau contient tous les composants minéraux des sucs de nos tissus et les composants minéraux du protoplasme, sous la forme dynamisée ionique.

Sous la forme dynamisée ionique la matière est en état de vibration. On sait aujourd'hui depuis les recherches de Hertz que le mouvement de l'ether provoqué par l'électricité est de nature vibratoire comme le sont les mouvements provoqués par la chaleur et par la lumière. Les mouvements pour se transmettre ont besoin de rencontrer des atomes dont les périodes de vibration soient identiques aux leurs. Leur puissance n'est pas le résultat de leur énergie elle est le résultat de leur période de récurrence. Mais comment nous figurer cette action? L'interprétation suivante donnée par Tyndall pour expliquer l'action des rayons chimiques de la lumière dont l'énergie mécanique est infiniment petite nous paraît applicable à l'interprétation des actions dynamiques des ions. « L'énergie mécani-« que des rayons chimiques du soleil est une quantité « infiniment petite, dit l'illustre physicien anglais. Il « faudrait probablement, dans certains cas, multiplier « cette énergie par des millions, pour qu'elle fut égale à « celle des rayons ultra rouges; et pourtant ces derniers « sont sans force, là où les ondes plus courtes sont puis-« santes..... Mais comment nous figurer cette action? Je « dirai: le choc d'une seule onde ne produit qu'un effet « infiniment petit sur un atome ou une molécule. Pour « produire un effet plus considérable, le mouvement doit « *s'accumuler*, et pour que les impulsions des ondes s'ac-« cumulent, celles-ci doivent arriver à des périodes iden-« tiques aux périodes de vibration des atomes qu'elles « frappent. Alors toutes les ondes qui se succèdent trou-« vent les atomes dans des positions qui leur permettent « d'ajouter leur choc à la somme de chocs des ondes qui « les ont précédées. L'effet est mécaniquement le même « que celui d'un enfant qui rythme ses impulsions sur sa

« balançoire. Un seul battement de pendule d'une horloge
« n'a pas d'effet sur le pendule en repos, et d'égale lon-
« gueur, d'une horloge située à quelque distance ; mais
« si les battements se renouvellent, et que chacun d'eux
« ajoute au moment voulu son impulsion infinitésimale à
« la somme des impulsions qui ont précédé, ils mettront,
« c'est un fait connu, la seconde horloge en mouvement.
« Pareillement un seul souffle d'air contre les branches
« d'un fort diapason ne produira pas, en celui-ci, de mou-
« vement sensible, ni, par conséquent, de son perceptible ;
« mais une succession de souffles, qui se suivent à des
« périodes identiques à celles des vibrations du diapason,
« le feront résonner. Je pense que c'est de cette manière
« qu'il faut envisager l'action chimique de la lumière. Les
« faits et le raisonnement nous conduisent à cette conclu-
« sion, que c'est l'accumulation du mouvement des atomes,
« par suite de leur synchronisme avec les ondes les plus
« courtes, qui les pousse à se fausser compagnie. C'est
« là, je crois, la cause mécanique de ces décompositions
« sous l'influence des ondes de l'ether. » Le synchronisme
entre les ondes des ions de l'Eau d'Evian et les ondes
qu'ils sont susceptibles d'éveiller dans les composants
minéraux du protoplasma, dont l'identité atomique est établie par les analyses que nous avons reproduites plus haut,
nous semble expliquer l'action spécifique de cette eau.
Cette manière d'envisager l'effet des produits minéraux
ionisés nous apprend aussi pourquoi toutes les substances
ionisées des solutions étendues dans l'eau ne réalisent pas
des effets identiques aux effets réalisés par l'Eau d'Evian.
Elles n'ont pas de mouvement synchronique au mouvement des atomes des composants minéraux du protoplasme.

Par cette vue hypothétique nous pénétrons dans un
champs où l'imagination intuitive joue un grand rôle ;

mais tous les phénomènes sont reliés dans un tout harmonique. Nous pouvons nous faire de l'ensemble des actions de l'Eau d'Evian, une conception mécanique en harmonie avec les conceptions mécaniques connues. « Nous nous « faisons en physique, dirons-nous avec Tyndall, une idée « des faits invisibles au moyen des faits visibles, en épurant « autant que possible nos conceptions. La netteté « de la conception, acquise même aux dépens de « la délicatesse, est de la plus grande utilité pour traiter « des phénomènes physiques. Il est douteux qu'une per- « sonne qui se livre à des études sur la Physique puisse « éprouver pleine satisfaction, si elle ne parvient pas à se « faire des idées justes sur les faits que nos sens ne peu- « vent atteindre, mais qui donnent naissance à des phéno- « mènes sensibles.»

Arrivé à ce point de nos recherches nous sommes obligés de nous dire : l'action de l'Eau d'Evian s'explique *comme si* sa matière minérale ionisée ayant un mouvement synchronique au mouvement de la matière minérale du protoplasme transmettait à ce dernier son mouvement. « Le *comme si* « est il est vrai un des parasites de la science, dit Tyndall, « toujours sous la main, toujours prêt à s'implanter, à se « dresser s'il peut sur les points faibles de notre philoso- « phie. Mais une forte constitution défie les parasites « et dans le cas actuel, à mesure que nous interrogeons « les phénomènes, la probabilité croît comme une santé de « plus en plus florissante, jusqu'à ce que, à la fin, la mala- « die du doute soit complètement extirpée. »

———

Un problème nous reste encore à résoudre pour avoir une conception complète de la constitution intime de l'Eau d'Evian. Cette eau lorsqu'elle trouve un organisme qui réalise

la totalité de ses effets, est rapidement et totalement éliminée par les reins en entraînant des modifications très remar-
quables des densités des urines, indépendantes de la masse
plus ou moins grande d'eau prise en traitement :

300^{cc} d'Eau Cachat bue à jeun, par prises de 100^{cc} chaque, espacée d'une demi-heure, font baisser la densité de
l'urine au moment de l'élimination de l'eau de 1020 par
exemple à 1010, puis à 1004 même à 1003. L'élimination
de l'eau réalisée, la densité remonte rapidement à 1020 et
même au-dessus.

300^{cc} d'eau ordinaire, de vin, de lait, de bière, etc., pris
dans les mêmes conditions n'occasionnent pas les mêmes
modifications de densités urinaires.

Pourquoi ?

Rappelons d'abord quelques données expérimentales.
Nous avons vu que l'eau de la Source Cachat congelée
perdait ses gaz et une partie de ses sels sans perdre aucune
de ses propriétés fondamentales.

Le dissolvant qui est ici l'eau ne se sépare pas de la substance active.

Les modifications au passage du courant électrique sont
les suivantes : Les premières parties du bloc de glace fondues
c'est-à-dire les parties périphériques présentent à 15° C une
résistance au passage du courant supérieure à la résistance
de l'Eau Cachat prise à la Source. Les parties centrales
du bloc offrent dans les mêmes conditions expérimentales
une résistance moindre. Je n'ai pas mesuré la résistance
du mélange de toutes les parties du bloc de glace fondue,
c'est une expérience à reprendre. Cependant telle qu'elle est,
elle est suffisante pour confirmer ce que l'action physiolo-

gique avait démontré ; c'est-à-dire que la congélation ne
sépare pas l'eau de la substance active. Cet effet se réalise
lorsque le dissolvant et la matière dissoute sont de nature
chimique très semblable. La matière solidifiée est alors un
mélange des deux corps en présence, et constitue ce que l'on
a appelé une *solution solide*.

L'eau et la matière minérale active sont intimement
unies dans l'Eau d'Evian et semblent circuler dans l'organisme en rayonnant simplement une partie de leur activité
vibratoire. Cette activité vibratoire ionique est absorbée
par les atomes minéraux qui ont des périodes de vibration identiques. Le rayonnement d'une partie seulement de
ces vibrations a lieu quand l'Eau d'Evian circule à jeun
dans l'organisme : l'autre partie conserve à l'eau sa qualité de solution solide. Restée telle elle s'élimine de l'organisme comme un corps étranger.

Si nous détruisons cette solution solide artificiellement ;
ce que l'on peut faire en ajoutant, par exemple, une faible
quantité de chlorure de sodium, cinq centigrammes par
100^{cc} d'Eau Cachat, l'eau perd sa propriété physiologique de rapide élimination par les reins. Les densités urinaires ne sont pas modifiées comme elles le sont quand on
prend de l'Eau Cachat pure, ou de l'Eau Cachat que l'on
a acidifiée par de l'acide phosphorique, ou de l'Eau Cachat
que l'on a alcalinisée avec du bicarbonate de soude.

Ces recherches qui paraissent n'avoir qu'un intérêt théorique ont en réalité une grande portée pratique. Si l'Eau
d'Evian n'est bue qu'aux repas on prend une excellente
eau de table mais on ne prend pas une eau médicinale.

L'Eau d'Évian n'est véritable agent thérapeutique que
lorsqu'elle est prise à jeun et dans les conditions qui réa-

lisent le déterminisme physiologique, que le lecteur connaît bien maintenant : c'est-à-dire, sa rapide absorption par les voies digestives, sa rapide circulation dans l'organisme, sa rapide et totale élimination par les reins caractérisée par les modifications spécifiques de densité des urines.

Pendant le cours de nos recherches sur les actions physiologiques et sur les actions thérapeutiques de l'Eau d'Evian ainsi que pendant nos expériences sur la constitution intime de l'Eau de la Source Cachat, nous n'avons eu à invoquer l'existence d'aucune cause mystérieuse agissant sur une autre cause mystérieuse, vie ou diathèse.

Les acquisitions expérimentales de la physico-chimie et les résultats donnés par la physiologie nous ont permis de ramener tous les phénomènes à de simples questions de déterminisme physico-chimique. Nous avons suivi l'enseignement de Cl. Bernard, qui nous dit dans son INTRODUCTION A L'ETUDE DE LA MÉDECINE EXPÉRIMENTALE : « Le physiologiste ou le médecin ne doivent pas s'imaginer qu'ils ont à rechercher la cause de la vie ou l'essence des maladies. Ce serait perdre complètement son temps à poursuivre un fantôme. Il n'y a aucune réalité objective dans les mots vie, mort, santé, maladie. Ce sont des expressions littéraires dont nous nous servons parce qu'elles représentent à notre esprit l'apparence de certains phénomènes. Nous devons imiter en cela les physiciens et dire comme Newton, à propos de l'attraction : « Les corps tombent d'après un mouvement accéléré dont on connaît la loi : voilà le fait, le réel. Mais la cause première qui fait tomber ces corps est absolument inconnue. On peut dire, pour se représenter le phénomène à l'esprit, que les corps tombent comme s'il y avait une force d'attraction qui les sollicite vers le centre de la terre, *quasi esset attractio*. Mais la force d'attraction n'existe pas, ou on ne la voit pas, ce n'est qu'un mot pour abréger le discours ». De même quand un physiologiste invoque la force vitale ou la vie, il ne la voit pas, il ne fait que prononcer un mot, le phénomène vital seul existe avec ses conditions matérielles, et c'est là la seule chose qu'il puisse étudier et connaître.

« En résumé, le but de la science est partout identique : connaître les conditions matérielles des phénomènes.....

« En physiologie il faut admettre comme un axiome expérimental que *chez les êtres vivants aussi bien que dans les corps bruts les conditions d'existence de tout phénomène sont déterminées d'une manière absolue.*

« Partant de ce principe qu'il y a des lois immuables, l'expérimentateur sera convaincu que jamais les phénomènes ne peuvent se contredire s'ils sont observés dans les mêmes conditions, et il saura que, s'ils montrent des variations, cela tient nécessairement à l'intervention ou à l'interférence d'autres conditions qui marquent ou modifient ces phénomènes. Dès lors il y a lieu de chercher à connaître les conditions de ces variations, car il ne saurait y avoir d'effet sans cause. Le déterminisme devient ainsi la base de tout progrès et de toute critique scientifique. Si, en répétant une expérience, on trouve des résultats discordants ou même contradictoires, on ne devra jamais admettre des exceptions ni des contradictions réelles, ce qui serait antiscientifique, on conclura uniquement et nécessairement à des différences de conditions dans les phénomènes, qu'on puisse ou qu'on ne puisse pas les expliquer actuellement.

« Je dis que le mot *exception*, est antiscientifique ; en effet dès que les lois sont connues, il ne saurait y avoir d'exception, et cette expression, comme tant d'autres, ne sert qu'à nous permettre de parler de choses dont nous ignorons le déterminisme ».

Nos recherches sur l'action physiologique et les actions thérapeutiques de l'Eau d'Evian (Source Cachat) ont été faites en prenant comme idée directrice la doctrine de Claude Bernard, que nous venons de reproduire textuellement. Elles sont une démonstration expérimentale de la vérité des conceptions philosophiques qu'il a développées avec détail dans son INTRODUCTION A L'ETUDE DE LA MÉDECINE EXPÉRIMENTALE. Nous n'avons eu qu'à lire au livre de la nature : « puisqu'elle parle si naïvement et par des effets si manifestes, selon l'heureuse expression d'Olivier de Serre, que la raison s'y fait voir à l'œil et toucher à la main. »

TROISIÈME PARTIE

Les échanges nutritifs pendant le traitement avec l'Eau d'Évian — (Source Cachat)

DONNÉES PHYSIQUES, CHIMIQUES ET PHYSIOLOGIQUES.

Tous les éléments cellulaires, quelle que soit leur forme et quelle que soit leur fonction, ont le même substratum chimique ; ils sont tous, nous l'avons vu dans la seconde partie de notre travail, des albuminates calciques et magnésiens ; ils ont tous les mêmes besoins nutritifs liés à des actions physiques et chimiques ; la régularité de leur fonction physiologique est sous la dépendance de la régularité de leurs fonctions physico-chimiques.

Le traitement avec l'Eau d'Évian, lorsqu'on a pu réaliser le déterminisme expérimental qui lui est spécial, agit et sur le mode physique et sur le mode chimique et sur le mode physiologique des éléments cellulaires. C'est ce que démontrent les faits que nous allons synthétiser.

1° *Action du traitement avec l'Eau d'Évian sur le mode physique des éléments cellulaires.* — L'action du traitement avec l'Eau d'Évian se traduit : par une suractivité fonctionnelle physique immédiate ; et par une régularisation physique consécutive de l'hydro-dynamique des éléments cellulaires.

La suractivité physique *immédiate* est révélée à l'observateur par une rapide absorption de l'Eau d'Évian par les voies digestives ; par une rapide circulation intra-organique, par une rapide et totale élimination de l'Eau par les reins associée aux modifications de densité des urines qui traduisent l'élimination spécifique de cette eau.

Un exemple va traduire ce triple effet. La personne en observation a bu six verres d'Eau Cachat de 210^{cc}, de 7 h. à 8 h. *(1 verre à 7 h., 1 verre à 7 h. 15, 1 verre à 7 h. 25, 1 verre à 7 h. 40, 1 verre à 7 h. 50, 1 verre à 8 h.)* Il avait vidé la vessie à 6 h. 45.

La première sensation du besoin d'uriner s'est manifestée à 7 h. 50. La première miction a été effectuée à 8 h. 10. Voici en tableau l'exposé des heures des mictions et de leur densité.

	Heures des mictions	Quantités	Densités
1re miction	8 h. 10	460^{cc}	1008
2me miction	8, 30	320	1002
3me miction	8, 50	232	1002
4me miction	9, 13	260	1003
5me miction	9, 40	225	1003
6me miction	11, 15	130	1021
Total rendu		1627	

La personne en observation a pris à 8 h. 35, 250^{cc} de café au lait.

En conclusion, absorption rapide par les voies digestives, et élimination rapide et totale par les reins avec abaissement rapide de la densité des urines pendant l'élimination de l'eau ; puis relèvement rapide de cette densité consécutive à un ralentissement de la sécrétion reinale.

Les modifications physiques que nous venons de constater ne sont pas liées à la masse d'eau ; elles sont sous la dépendance des propriétés spécifiques de l'Eau d'Évian. On les constate avec les mêmes caractères quand on ne prend que 300^{cc} d'eau, par prises de 100^{cc}, espacées de 30 en 30 minutes. Exemple : la personne en observation a bu : *100^{cc} d'Eau Cachat à 6 h. du matin, 100^{cc} à 6 h.1/2, 100^{cc} à 7 heures*. Mictions à 7 h. 15, quantité 0,85 à 7 h. 45, quant. 225^{cc} — à 8 h. 30, quant. 180^{cc} — Densité du mélange 1005.

La régularisation physique *consécutive*, quand le traite_ ment a réalisé la totalité de ses effets, est caractérisée par les faits suivants : On urine entre chaque repas une quantité de liquide un peu supérieure à la quantité de liquides pris en boisson — Les deux tiers de la masse totale des urines des 24 heures sont rendus pendant les 12 heures de jour, et un tiers pendant les 12 heures de nuit — Une heure et demie à deux heures après le repas du milieu du jour on rend une urine pâle à faible densité (de 1008 à 1012), quelle que soit la nature des liquides pris au repas.

Pour maintenir cette régularité fonctionnelle de l'hydro-dynamique cellulaire de l'organisme il est nécessaire de prendre au plus de 1200 à 1250^{cc} de boissons dans les 24 heures (250^{cc} environ le matin — 600^{cc} au repas du milieu du jour — 400^{cc} au repas du soir). La somme totale des urines sécrétées dans les 24 heures varie alors entre 1300^{cc} et 1350^{cc} ; La Densité du mélange varie entre 1020 et 1025).

La régularisation de la circulation intra cellulaire des liquides des boissons a pour effet direct le *retour au normal de la circulation intra organique des chlorures*, et de leur élimination physiologique par les reins.

L'effet du traitement d'Évian sur l'élimination des chlorures se traduit en cours de traitement par une suractivité très-notable. Nous rattachons le problème de l'élimination des chlorures au mode physique du traitement d'Évian parce qu'elle se trouve liée essentiellement aux activités osmotiques des cellules, c'est-à-dire à une activité essentiellement physique.

Voici quelques données numériques :

Suractivité, puis régularisation de l'élimination des chlorures urinaires produites par le traitement méthodique avec l'Eau d'Evian.

Chlorures des 24 heures :

		Avant le traitement	En cours de traitement	Après le traitement
Observations	1	8^{gr} 0	16^{gr} 05	12^{gr} 60
—	2	10, 0	16, 26	12. 0
—	3	8, 28	17, 60	12, 50
—	4	11, 50	16, 80	21, 13

Les effets de suractivité et de régularisation consécutive de l'élimination des chlorures urinaires se constatent et quand le traitement d'Évian est fait avec des quantités totales d'Eau Cachat de 1200 à 1500^{cc}, et quand il n'est pratiqué qu'avec de petites quantités d'Eau Cachat ne dépassant pas 300 à 350^{cc}. Dans l'un et l'autre cas pour obtenir le double effet il faut réaliser le déterminisme sur lequel il est inutile de revenir : Nous en avons rappelé les conditions expérimentales déjà bien des fois.

2⁰ Action du traitement avec l'Eau d'Évian sur le mode chimique des éléments cellulaires.

Le *premier* effet que nous rattachons aux actions chimiques se relie à la fois aux phénomènes physiques et aux phénomènes chimiques. Dès que l'eau a réalisé son déterminisme physiologique, la somme totale des solides urinaires s'élève. Mais on ne constate pas de rapports physiologiques réguliers entre les divers composants solides des urines. Deux exemples vont nous suffire pour démontrer la réalité de cette proposition. Nous ne ferons pas de moyennes « car les faits individuels, dit avec raison le Dr Pariset, sont les seules réalités de ce monde, et ces réalités sont les uniques fondements de notre raison ». Les autres faits individuels, que nous pourrions citer par dizaines, se présentent avec le même ensemble de caractères. C'est à ce premier effet que l'on pourrait appliquer la désignation *d'effet de lavage.*

Effet de lavage réalisé par le traitement avec l'Eau d'Evian — Source Cachat — Relèvement de la somme totale des solides urinaires :

Observation I

Avant le traitement 3 août Urines des 24 heures		Quatrième jour du traitement 7 août Urines des 24 heures	
Quantité.	930	Quantité...	1405
Densité.	1035	Densité....	1022
Poids des mat. solides	52,54	P. mat. sol.	72,02
Urée.	14,23	Urée.....	19,55
Acide phosphorique..	1,98	Ac. phos..	2,138
Chlorures.	8	Chlorures..	16,05
Rapport de l'urée au total des solides..	27 cent.	R. ur. à T. S.	27 cent.

Observation II

Avant le traitement 12 juin Urines des 24 heures		Quatrième jour du traitemen 4 août Urines des 24 heures	
Quantité.	725	Quantité.	2155
Densité.	1036	Densité..	1017,5
Poids des mat. solides	60,81	P. d. m. s	90,10
Urée.	16,14	Urée....	18,77

Acide phosphorique.. 2,55   Acide ph. 1,797
Chlorures.......... 8,28   Chlorures 17,60
Rapport de l'urée au
   total des solides... 26,5 cent. R.ur.àT.S. 20,8 cent.

Le *second* effet d'ordre chimique produit par le traitement avec l'Eau d'Evian se traduit par la régularisation des rapports des divers composants solides des urines, par le relèvement du taux de la nutrition et tout spécialement par la régularisation du rapport de l'urée à l'ensemble des solides urinaires, en cours de traitement, et après le traitement, cet effet pourrait être appelé l'*effet de régularisation des échanges nutritifs*.

Effets de la *régularisation des échanges nutritifs*, conséquence du traitement d'Evian :

Observation I (ci-dessus)

21me jour du traitement 23 août	Un an après le traitement
Quantité............... 1800	Quantité 900
Solides urinaires........ 72,69	Sol. uri. 77,82
Urée................. 29,22	Urée.... 27,36
Acide phosphorique..... 1,791	Ac. phos. 2,270
Chlorures............. 15.30	Chlorures 12,60
Rapport de l'urée au total des solides.......... 40 cent.	R.ur.àT.S. 35,6 cent.

Observation II (ci-dessus)

17me jour du traitement	Six mois après le traitement
Quantité.............. 2650	Quant.... 1100
Solides urinaires........ 93,87	Sol. uri. . 69,90
Urée................. 33,20	Urée.... 26,18
Acide phosphorique..... 2,278	Ac. ph... 2,151
Chlorures............. 20,61	Chlor. non dosés
Rap. de l'urée aux solides. 39,6	R. u. aux s. 37,4

L'effet du traitement que nous venons de constater pourrait être désigné sous le nom d'*effet de régularisation nutritive*.

Le *troisième effet* d'ordre chimique réalisé par le traitement méthodique avec l'Eau d'Evian, se traduit par la diminution quantitative des produits xantho-uriques. On pourrait donner à cet effet le nom de *effet de réduction des produits xantho-uriques*.

Voici quelques exemples de réalisation de cet effet :

	1re observ.	2me observ.	3me observ.
Au début du traitement	2g,50	1g,490	0g,63
A la fin du traitement..	0, 86	0, 668	0, 38

Cet effet n'est pas constant, mais il est très-fréquemment relevé dans nos observations. Après le traitement les quantités reviennent au taux normal.

Un *quatrième effet* chimique se constate en étudiant à l'hématospetroscope le mode de réduction de l'oxyhémoglobine. Cette réduction est deux fois plus active pendant la période de réalisation du déterminisme expérimental du traitement avec l'Eau d'Evian. Elle reste plus active, que dans les conditions physiologiques les heures qui suivent l'élimination totale de l'eau par les reins. Elle redevient physiologique après le traitement, même pour les malades qui présentaient une réduction lente avant le traitement. Cet effet pourrait être appelé : *l'effet de suractivité d'oxydation régulateur des oxydations*.

3° Action du traitement avec l'Eau d'Evian sur le mode physiologique des éléments cellulaires. Ses effets consécutifs sur le fonctionnement des organes.

Le mode physique et le mode chimique des éléments cellulaires, une fois revenus au fonctionnement normal, ont comme conséquence l'effet d'équilibre nerveux sensitif et moteur. Cet équilibre nerveux est quelquefois obtenu très-rapidement. Quelquefois il ne se réalise qu'après deux et même trois traitements. Toujours il est subordonné aux régularités fonctionnelles physico-chimiques des éléments anatomiques.

L'effet ne se maintient que s'il y a équilibre de la nutrition cellulaire révélée par un équilibre parfait de tous les éléments urinaires : de l'élément liquide comme des éléments solides étudiés : en eux-mêmes ; dans leurs rapports réciproques ; dans leur rapport avec l'alimentation liquide et l'alimentation solide ; dans leur rapport avec les conditions atmosphériques , dans leur rapport avec l'âge, la taille et le poids ; dans leur mode d'élimination.

Le propre d'un organisme en état de santé parfaite est de maintenir les modes fonctionnels et les rapports physiques et chimiques en état d'équilibre constant, au milieu des variations, et de régime et de constitutions atmosphériques, et d'occupations physiques, et d'occupations intellectuelles, et de préoccupations morales. Les surmenés de toute origine, les neurasthéniques, les déprimés, les dyspeptiques, les névrosés s'écartent facilement de quelques-uns de ces équilibres, et ils n'y reviennent spontanément que d'une façon exceptionnelle. C'est à eux que s'adresse tout spécialement le traitement d'Évian ; quelques jours de traitement rétablissent les fonctions physico-chimiques élémentaires et ramènent l'équilibre des fonctions nerveuses. Lorsque tous ces effets sont réalisés les fatigues cérébrales disparaissent ; la capacité aux travaux intellectuels revient rapidement ; les indécisions maladives, les phobies disparaissent ; les sécrétions gastro-intestinales et la tonicité du système musculaire viscéral reviennent au normal : on n'a plus ni de digestions pénibles, ni de constipation, ni d'engorgement hépatiques, ni de stases veineuses viscérales. La circulation centrale et la circulation périphérique ainsi que la respiration se régularisent. Quelquefois toutes ces fonctions se régularisent définitivement ; quelquefois elles ne se régularisent que temporairement. Toute personne dont le système nerveux a subi une usure soutenue ou un ébranlement violent, retombe facilement dans l'une ou l'autre des perturbations nutritives que corrige le traitement avec l'Eau d'Évian. Ce qu'a guéri un premier traitement, un second traitement le guérira encore ; il le guérira tant que les perturbations ne seront que fonctionnelles ; il ne pourra plus que les pallier quand les lésions seront anatomiques. Ce n'est pas en dernier ressort qu'on devra demander au traitement d'Evian sa bienfaisante intervention : on devra avoir recours aux Eaux d'Évian, méthodiquement prises, sitôt qu'on constatera ou la dialyse lente des liquides alimentaires, ou la diminution de la desintégration organique, ou des réductions imparfaites des albuminoïdes ; ou l'élimination lente et incomplète des chlorures ; ou la des_hydratation irrégulière de l'organisme. Les perversions fonctionnelles des éléments cellulaires et des organes viscéraux sont alors à leur première phase d'évolution ; les troubles symptomatiques sont encore vagues et indéterminés. Ce sont les premières fleurs des maladies chroniques dont les fruits mûris par le temps se développent dans l'âge adulte, et empoisonneront la vieillesse, s'ils laissent l'homme franchir l'âge de retour : suivant les heureuses expressions que Pidoux appliquait à l'hérédité pathologique, et qui sont parfaitement applicables quand ces perversions de la nutrition existent.

On peut recourir avec confiance au traitement d'Évian quand il y a perversion nutritive parce que, comme nous l'avons démontré dans la première et la seconde partie de ce travail, nous savons ce qu'il faut faire, ce que nous faisons et pourquoi nous le faisons. Nous avons réalisé à

Evian ce désir scientifique qu'exprimait M. le Dr Albert Robin, membre de l'Académie de Médecine, dans son *Rapport général à M. le Ministre du Commerce sur le service médical des eaux minérales de la France* pendant l'année 1886 : « Les divers moyens de traitement ne s'adapteront exactement aux affections contre lesquels ils sont dirigés que si l'on a mathématiquement fixé, au préalable, les modifications qu'ils impriment à la nutrition élémentaire ». Les modifications réalisées par le traitement méthodique avec l'Eau d'Évian sont fixées mathématiquement dans leur mode et dans leur quantité. Nous répèterons en terminant ce que nous disions en commençant : Le traitement d'Évian est définitivement sorti de l'empirisme pour passer dans le domaine scientifique. Mais tout traitement est soumis à l'action et à la réaction de l'organisme. Il y a pour le traitement d'Évian une opportunité d'application dont il faut savoir fixer et le moment et la durée :

L'enseignement clinique né de la longue et patiente observation de tous les temps a toujours raison.

Occasio præceps.

ce que le vulgaire traduit par cette expression : *l'occasion n'a qu'un cheveu.*

SYNTHÈSE

Des Indications et des Contre-Indications des Eaux d'Évian.

1º *Les Eaux d'Évian s'éliminent totalement par les voies urinaires et elles s'éliminent par ces voies 15 à 16 fois plus vite que les eaux de source non minéralisées.* Ce mode d'action les fait ordonner avec succès dans la gravelle, dans les maladies chroniques des bassinets, des uretères, de la vessie et de l'urèthre. Il commande une grande prudence dans le traitement de ces maladies si elles se compliquent de lésions rénales avancées ou d'obstacles à l'émission des urines.

2º *Les Eaux d'Évian activent les fonctions nutritives des éléments anatomiques.* Elles sont donc indiquées dans les atonies de tous les organes ; dans les atonies du système nerveux, — neurasthénies, — comme dans les atonies gastro-intestinales ; dans l'insuffisance rénale et dans l'insuffisance hépathique, dans le diabète hypoazoturique.

3º *Les Eaux d'Évian provoquent la réduction totale des matières albuminoïdes.* Les toxines sont de l'ordre des matières albuminoïdes. Les Eaux d'Évian sont donc utiles dans toutes les auto-intoxications. C'est cet effet de totale réduction des matières albuminoïdes qui fait que la dyspnée préscléreuse des artério-scléreux est rapidement dissipée par le traitement méthodique avec les Eaux d'Evian. Cet effet de réduction totale des albuminoïdes par les Eaux d'Evian explique leur succès dans l'oxalurie, la diathèse urique et dans toutes les manifestations chroniques de l'arthritisme.

4º *Les Eaux d'Évian activent puis régularisent l'élimination des chlorures urinaires.* Toutes les maladies chroniques qui se compliquent d'élimination incomplète des chlorures urinaires seront traitées avec succès à Evian. L'auto-intoxication minérale par les chlorures s'associe à la plupart des dyspepsies atoniques.

5⁰ *Les Eaux d'Évian activent la réduction de l'oxyhémoglobine.* La réduction lente de l'oxyhémoglobine se constate dans la chlorose ; si l'action des ferrugineux reste incomplète, une cure à Evian parachève le traitement de la **chlorose qui dérive de l'arthritisme,** et de la **chlorose** qui par sa guérison incomplète prépare l'arthritisme. L'**obésité,** l'**anémie de croissance,** certaines **neurasthénies,** certaines **hypocondries,** les **chocs nerveux, moraux et physiques,** ralentissent également la réduction de l'oxyhémoglobine (Dr Hénocque). Les Eaux d'Evian méthodiquement administrées sont utilement employées dans toutes ces maladies. · Les Eaux d'Evian sont indiquées chez les **arthritiques goutteux, hépathiques, obèses, diabétiques,** etc., *quand l'évolution de leur diathèse les a déprimés et affaiblis.*

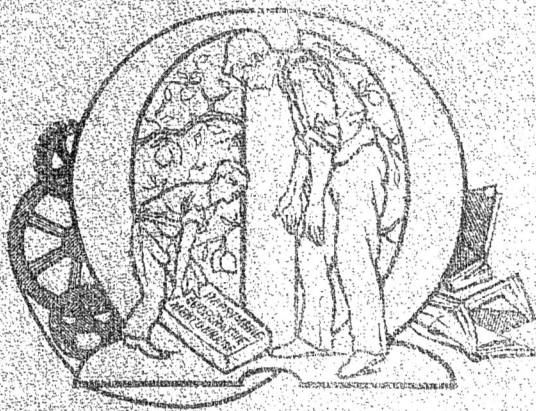